Das Kreuz mit dem Rücken

Was dem Rücken gut tut, was ihm schadet. Beschwerden vorbeugen und behandeln.

Gesundheitstipp RATGEBER

Die Autorin
Rita Kempter, geboren 1951, ist Journalistin mit Schwerpunkt Gesundheit. Nach dem Lizenziat in Germanistik und Soziologie studierte sie zwei Jahre Medizin. Sie arbeitete teilweise auch als Masseurin (klassisch und Shiatsu).

© Konsumenteninfo AG, Zürich
Alle Rechte vorbehalten
3. Auflage, September 2013

Redaktion/Produktion: Barbara Jud, Esther Diener
Redaktionelle Mitarbeit: Dr. Hubert Baumgartner,
Fritz Bebie, Dr. Michael Oliveri, Prof. Dr. Reinhard Saller
Layout: Beat Fessler
Fotos: Dominique Schütz
Illustrationen: Sonja Burger
Korrektorat: Esther Mattille
Titelfoto: getty

Bestelladresse:
Gesundheitstipp-Ratgeber
Postfach 277, 8024 Zürich

ratgeber@gesundheitstipp.ch
www.gesundheitstipp.ch

ISBN: 978-3-907599-28-0

Vorwort

Das Kreuz mit dem Rücken

Jüngsten Umfragen zufolge haben fast 80 Prozent der Schweizer Bevölkerung mindestens einmal pro Jahr Probleme mit dem Rücken. Häufig schon in jungen Jahren. Rückenleiden sind nicht nur schmerzhaft – sie kosten die Schweizer Wirtschaft jährlich acht Milliarden Franken. In der Schweiz ist Rückenweh abgesehen von Infekten der zweithäufigste Grund für einen Arztbesuch. Rund drei Millionen Konsultationen pro Jahr betreffen Probleme mit dem Rücken. Zudem zählen Rückenschmerzen zu den häufigsten Gründen für Absenzen am Arbeitsplatz. Die Kosten für Produktionsausfall und Lohnfortzahlung sind enorm. Und immer öfter muss die Invalidenversicherung einspringen, weil der schmerzende Rücken mindestens teilweise arbeitsunfähig macht.

Das alles muss nicht sein. Rückenbeschwerden sind weitgehend vermeidbar. Nur selten sind Erkrankungen oder Verschleisserscheinungen an der Wirbelsäule der Auslöser. Hauptursache ist unsere moderne Lebensweise: Wir sitzen zu viel und bewegen uns zu wenig. Hinzu kommen Übergewicht, Fehlhaltungen, einseitige oder falsche Belastung und Stress. All dies kann zu schmerzhaften Muskelverspannungen führen – dem eigentlichen Ursprung der meisten Rückenbeschwerden.

Damit ist auch schon gesagt, wie Sie Rückenschmerzen vorbeugen oder lindern können – nämlich indem Sie den Alltag rückenfreundlicher gestalten. Dieser Ratgeber erklärt anschaulich, was dem Rücken schadet und was ihm gut tut. Sie erfahren hier, wie Sie zu Hause und am Arbeitsplatz rückenschonend stehen, sitzen, heben und sich bewegen.

Bewegung ist ein sicheres Rezept für einen gesunden Rücken. Um die Muskulatur zu kräftigen, brauchen Sie keine teuren Trainingsgeräte. Ein paar einfache Übungen, die Sie in diesem Buch finden, halten Ihren Rücken fit. Einige davon können Sie sogar am Arbeitsplatz durchführen. Zudem erfahren Sie, welche Sportarten besonders empfehlenswert sind und worauf Sie beim Training achten sollten. Ebenso wichtig ist körperliche und seelische Entspannung. Gestressten Zeitgenossen fällt das manchmal schwer. Sie finden in diesem Buch die besten Methoden, um den Alltag hinter sich zu lassen.

Fast immer verschwinden Rückenschmerzen von alleine. Trotzdem kommt man manchmal um einen Arztbesuch nicht herum. Doch keine Angst: Eine Operation ist nur selten nötig. Heute gibt es viele Therapien, die auch bei hartnäckigen Rückenproblemen wirksam sind. Bewegung hilft auch hier fast immer – am besten unter Anleitung einer Fachperson.

Noch besser aber, Sie lassen es gar nicht erst so weit kommen. Befolgen Sie die wichtigsten Ratschläge in diesem Buch. Ihr Rücken wird es Ihnen danken!

Verlag und Redaktion
Zürich, im September 2013

Inhalt

1 Gesunder Rücken
- 6 Aufbau und Funktion der Wirbelsäule
- 7 Nerven: Verbindung zu Gehirn, Muskeln und Organen
- 8 Bandscheiben: Stossdämpfer zwischen den Wirbeln
- 9 Bänder und Muskeln: Halten den Körper beweglich und aufrecht
- 10 Wachsen und Altern: Der Rücken verändert sich

2 Kranker Rücken
- 15 Fehlformen der Wirbelsäule
- 15 Schmerzen durch Fehlbelastungen: Muskulatur als Schwachpunkt
- 16 Probleme mit den Bandscheiben: Hexenschuss und Ischias
- 18 Altersbedingte Veränderungen: Arthrose und Osteoporose
- 21 Rheumatische Erkrankungen: Polyarthritis und Morbus Bechterew
- 22 Rückenverletzungen nach einem Unfall: Schleudertrauma
- 22 Risikofaktor Übergewicht
- 23 Hormonell bedingte Rückenschmerzen

3 Den Rücken schonen zu Hause
- 24 Stehen: Zur natürlichen Haltung finden
- 26 Sitzen: Schwerstarbeit für den Rücken
- 27 Liegen: Wie man sich bettet, so liegt man
- 29 Arbeiten in Haus und Garten
- 29 Lasten rückenschonend heben und tragen
- 31 Fitnessprogramm für den Rücken: Dehnen, mobilisieren, kräftigen
- 36 Entspannen: Auch der Rücken braucht Pausen

4 Den Rücken schonen am Arbeitsplatz
- 38 Krankmachende Faktoren am Arbeitsplatz erkennen und ausschalten
- 39 Ergonomie am Arbeitsplatz: Bei der Arbeit Haltung bewahren
- 41 Sitzende Tätigkeit: Der Rücken braucht Bewegung
- 43 Übungen: Gymnastik für den Arbeitsalltag

5 Sport und Bewegung
- 48 Tipps: Rückenfreundlich trainieren
- 49 Sportarten, die dem Rücken gut tun:
- 50 Kaufberatung: So finden Sie den passenden Laufschuh
- 52 Fahrkomfort auf dem Velo: Sitzhöhe, Sattel, Lenker, Pneus
- 54 Checkliste: So finden Sie ein gutes Fitnessstudio
- 56 Sportarten mit möglichen Nebenwirkungen
- 57 Gift für die Wirbelsäule: Schläge, Drehungen und Stauchungen
- 58 Alternative Bewegungsformen

6 Körper und Seele

- 62 Psychische und soziale Faktoren können Rückenprobleme begünstigen
- 63 Auch die Seele braucht Stärkung
- 64 Schmerztagebuch: Ein erster Schritt zur Veränderung
- 64 Entspannungsmethoden: Autogenes Training, Meditation, Atemtherapie, Biofeedback, Muskelentspannung nach Jacobson

7 Schmerzen

- 70 Akute Schmerzen: Oft helfen einfache Hausmittel
- 75 Therapien bei Rückenproblemen: Physiotherapie, Akupunktur, Reizstrombehandlung, Verhaltenstherapie
- 75 Rückenschmerzen und traditionelle chinesische Medizin
- 77 Anhaltende Schmerzen: Den Teufelskreis durchbrechen
- 78 Medikamente: Schmerzmittel können für kurze Zeit sinnvoll sein
- 82 Ein neuer Ansatz: Kombitherapie

8 Manuelle Therapien

- 84 Blockierte Gelenke wieder beweglich machen: Manuelle Medizin, Chiropraktik, Physiotherapie, Osteopathie
- 86 Manuelle Triggerpunktbehandlung
- 87 Massagen: Klassische Massage, Shiatsu, Trager
- 88 Checkliste: So finden Sie einen kompetenten Therapeuten
- 91 Partnermassage zu Hause
- 96 Cranio-Sacral-Therapie
- 97 Rolfing
- 97 Umstrittene Therapien ohne Wirkungsnachweis

9 Operationen

- 100 Keine Operation ohne klare Diagnose
- 101 Wann eine Operation Sinn macht
- 102 Bandscheiben operieren: Endoskopische und offene Operation
- 102 Technische Diagnoseverfahren: Den Schmerzen auf den Grund gehen
- 105 Wirbelsäule versteifen: Nur wenn gar nichts anderes hilft
- 107 Verengten Wirbelkanal erweitern

10 Adressen, Stichwörter

- 108 Nützliche Adressen: Informationen und Beratung
- 113 Adressen im Internet
- 114 Stichwortverzeichnis

1 Gesunder Rücken
Die Wirbelsäule – eine sensible Konstruktion

Die menschliche Wirbelsäule ist ein komplexes System aus Knochen, Bändern, Nerven und Muskeln. Sie hält den Körper aufrecht, stabilisiert ihn und ermöglicht gleichzeitig ein hohes Mass an Beweglichkeit. Um diese Aufgaben problemlos zu erfüllen, müssen die Einzelteile des Systems reibungslos zusammenspielen.

Der Mensch ging nicht immer aufrecht. Erst im Laufe der Evolution bekam die Wirbelsäule ihre heutige Form. Aus dem nach vorne gebeugten Rücken wurde das aufrechte Rückgrat.

Beim erwachsenen Menschen bildet die Wirbelsäule von der Seite aus betrachtet ein Doppel-S. Im Hals- und im Lendenbereich wölbt sie sich nach innen, während sie sich im Brust- und Kreuz-Steissbein-Bereich nach aussen krümmt (siehe Abbildung rechts).

Diese geschwungene Form der Wirbelsäule verleiht dem Körper nicht nur die nötige Stützkraft für den aufrechten Gang, sondern gleichzeitig ein hohes Mass an Elastizität.

Auch von hinten betrachtet ist die Wirbelsäule meist nicht ganz gerade: Im Brustbereich ist sie bei Rechtshändern häufig ganz leicht nach links, bei Linkshändern nach rechts gebogen. Solche seitlichen Verkrümmungen bezeichnet man als Skoliose. Sind sie zu stark ausgeprägt, können sie Rückenschmerzen verursachen (siehe Seite 15).

Grob unterscheidet man bei der Wirbelsäule einen beweglichen und einen unbeweglichen Teil: Beweglich ist der obere Teil (also Hals-, Brust- und Lendenwirbelsäule), während Kreuzbein und Steissbein in ihrer Position starr bleiben.

Die Wirbel: Eine bewegliche Knochenreihe

Bei den meisten Menschen besteht die Wirbelsäule aus sieben Halswirbeln, zwölf Brustwirbeln, fünf Lendenwirbeln und fünf Kreuzbeinwirbeln. Die Kreuzbeinwirbel im Bereich des Beckens sind zum Kreuzbein zusammengewachsen. Ihm schliesst sich das Steissbein

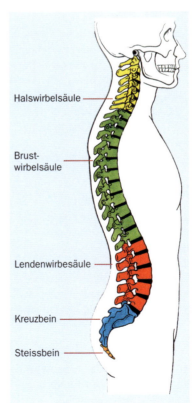

1 Gesunder Rücken

an, das aus vier bis fünf verwachsenen Steisswirbeln besteht.

Die spezielle Form und der Aufbau der einzelnen Wirbel sorgen dafür, dass die gesunde Wirbelsäule sowohl ihre Stütz- als auch ihre Bewegungsaufgaben optimal erfüllen kann.

Die Stützfunktion übernimmt der Wirbelkörper. Er stabilisiert aussen durch harte Knochensubstanz und ist innen mit leichtem, porösem Schwammknochen gefüllt.

Die Grösse der Wirbel nimmt nach unten hin zu. Die Lendenwirbel, die das grösste Gewicht zu tragen haben, sind von allen Wirbeln die grössten und kräftigsten.

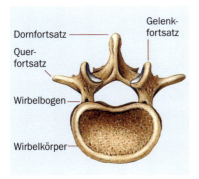

An jedem Wirbelbogen sitzen verschiedene Fortsätze: Jeweils zwei Querfortsätze sowie der tastbare Dornfortsatz sind die Verbindungspunkte der Wirbel zur Rückenmuskulatur. Weitere vier Gelenkfortsätze bilden zusammen mit den jeweils benachbarten Wirbeln bewegliche und stabilisierende Gelenke.

Jeder Wirbel formt einen Wirbelbogen. Wenn alle Wirbel aufeinander stehen, entsteht im Innern ein Kanal für das Rückenmark.

> **IN DIESEM KAPITEL**
>
> 6 Aufbau der Wirbelsäule
> 6 Wirbel: Beweglich im Zusammenspiel
> 7 Nerven: Verbindung zu Gehirn, Muskeln und Organen
> 8 Bandscheiben: Stossdämpfer zwischen den Wirbeln
> 9 Bänder und Muskeln: Halten den Körper beweglich und aufrecht
> 10 Wachsen und Altern: Der Rücken verändert sich

Nerven: Verbindung zu Gehirn, Muskeln und Organen

Durch Öffnungen im Wirbelbogen treten die Spinalnerven aus, die vom Rückenmark abgehen. Ein Teil des Spinalnervs leitet Befehle, die vom Hirn oder vom Rückenmark ausgehen, zu den Muskeln und Organen weiter. Der andere leitet ankommende Reize und Körperempfindungen (z.B. warm, kalt, Schmerz) ans Rückenmark oder ans Gehirn weiter.

Auch im Kreuzbein befinden sich Öffnungen, durch die Spinalnerven austreten. Drei davon bilden zusammen mit Nervenästen aus den untersten beiden Lendenwirbeln den Ischiasnerv, der an der Rückseite des Beins nach unten verläuft.

Die Spinalnerven versorgen jeweils Hautbezirke und Muskeln, die ungefähr in der Höhe des dazugehörigen Wirbelkörpers liegen. Im Bereich von Armen und Beinen ist dieses Prinzip nur gültig, wenn man sich den Menschen sitzend mit seitlich ausgestreckten Armen vorstellt.

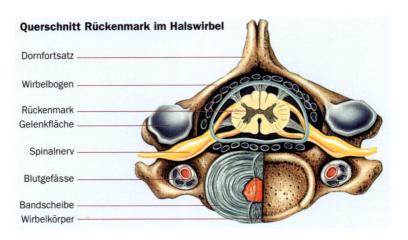

Die Bandscheiben: Stossdämpfer

Damit die Wirbel nicht direkt aufeinander drücken und die starken Kräfte, die auf dem Rücken lasten, abgefedert werden, funktionieren die Bandscheiben als natürliche Stossdämpfer. Wie Wasserkissen liegen diese von Bändern festgehaltenen Knorpelscheiben zwischen den knöchernen Wirbeln. Sie dämpfen Erschütterungen und Druckbelastungen aller Art. Diese verformbaren Pufferscheiben bilden zusammen mit den angrenzenden Wirbelkörpern je ein Bewegungssegment (siehe Illustration unten) und tragen zur Flexibilität des Rückgrats bei.

Eine Bandscheibe besteht aus einem festen, äusseren Faserring und einem weichen, flüssigkeitsreichen Mittelteil, dem Gallertkern. Sie muss tagsüber ziemlich viel aushalten. So lasten auf den Bandscheiben der Lendenwirbelsäule beim Sitzen bis zu 175 Kilogramm Gewicht. Derartig hohe Belastungen pressen gewissermassen den «Saft» aus der Scheibe. Sie verliert im Laufe des Tages an Flüssigkeit und Höhe. Das heisst:

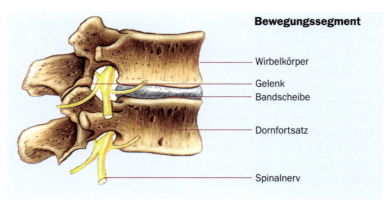

Die Körpergrösse schrumpft. Über Nacht saugen sich die Bandscheiben jedoch wieder mit Flüssigkeit voll, sodass wir am Morgen wieder unsere normale Grösse haben.

Bänder und Muskeln: Halten den Körper beweglich und aufrecht

Die Wirbelkörper sind vorn und hinten mit einem Längsband verbunden. Ein weiteres Band verbindet die Dornfortsätze. Daneben gibt es noch kleinere Bänder. Die Bänder schränken die Beweglichkeit ein und stabilisieren die Wirbelsäule.

Die Muskeln halten uns aufrecht. Dank ihnen können wir uns auch bewegen. Im ganzen Rückensystem sind sie der einzige Teil, der trainierbar ist. Erschlaffte und verkürzte Muskeln führen zu einer muskulären Dysbalance (siehe Seite 30). Die Folge sind Fehlhaltungen wie Rundrücken oder Hohlkreuz und daraus resultierende Rückenprobleme. Deshalb ist es so wichtig, dass wir die Muskeln dehnen, kräftigen und elastisch machen (siehe Seite 31 ff.).

Schlaffe Bauchmuskeln begünstigen ein hohles Kreuz

Die Wirbelsäule und der Brustkorb sind in zwei Muskelzüge eingespannt, welche die Balance gewährleisten: an der Vorderseite der gerade Bauchmuskel und am Rücken der Wirbelsäulenstrecker (siehe Illustration rechts).

Der Bauchmuskel, der den Oberkörper nach vorn beugt, hat als Gegenspieler (Antagonist) zum Wirbelsäulenstrecker also eine wichtige Funktion für den Rücken. Ein Anspannen der Bauchdecke mit dem geraden Bauchmuskel richtet den rückwärts gebeugten Körper auf und verhindert ein Hohlkreuz. Die tiefer liegenden, schrägen Bauchmuskeln helfen auch, den Rumpf zu drehen und sich seitlich zu neigen. Die Bauchmuskeln erschlaffen sehr schnell. Untrainiert begünstigen sie ein hohles Kreuz.

Der Gegenspieler des geraden Bauchmuskels ist die tiefe Rückenmuskulatur. Es gibt kurze, mittlere und lange Anteile. Die

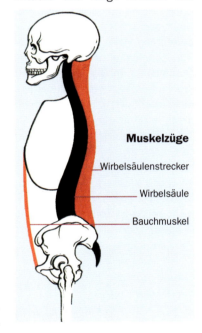

Muskelzüge
Wirbelsäulenstrecker
Wirbelsäule
Bauchmuskel

kürzeren Abschnitte bewegen die einzelnen Wirbelsäulenabschnitte. Die tiefe Rückenmuskulatur richtet den nach vorn gebeugten Rücken auf und ist im Bereich der Lenden- und Halskrümmung besonders stark. Sie ist auch beteiligt, wenn wir den Rücken drehen oder zur Seite neigen. Indem die tiefe Rückenmuskulatur verhindert, dass der Körper nach vorn kippt, verkürzt und verspannt sie sich gerne. Diese Muskeln sollte man also regelmässig dehnen und kräftigen.

Von den oberflächlichen Rückenmuskeln hilft einzig der obere Teil des Kapuzenmuskels, die Wirbelsäule zu bewegen, nämlich wenn wir den Kopf drehen und strecken. Der mittlere und untere Teil des Kapuzenmuskels und der breite Rückenmuskel sind hauptsächlich beteiligt, wenn wir die Arme und die Schultern bewegen. Sie tragen somit ebenfalls zu einer aufrechten Haltung bei. Wenn der Kapuzenmuskel und der tiefe Rückenmuskel im Bereich der Brust erschlaffen und zudem der Brustmuskel verkürzt ist, bekommen wir einen Rundrücken.

Der Brustmuskel ist nämlich der Gegenspieler zu Schultergürtel und zur tiefen Rückenmuskulatur im Brustbereich. Er ist bei vielen Menschen verkürzt. Wenn wir ihn nicht dehnen, können die Rückenmuskeln den Oberkörper nicht ganz aufrichten.

Gesässmuskeln richten das Becken auf

Damit wir den Rumpf aufrecht halten können, sind auch die Gesässmuskeln sehr wichtig. Sie strecken die Hüften, richten das Becken auf und stabilisieren den Körper beim Gehen. Sind sie geschwächt, wölbt sich die Lendenwirbelsäule zu sehr nach vorne.

Der Hüftlendenmuskel ist der wichtigste Hüftbeuger. Er beugt also den Oberkörper in der Hüfte nach vorn, beziehungsweise zieht die Beine hoch, wenn wir auf dem Rücken liegen. Er hilft mit, die Lendenwirbelsäule zu stabilisieren. Er ist häufig verkürzt und begünstigt dadurch ein hohles Kreuz.

Wachsen und Altern: Der Rücken verändert sich

Beim Neugeborenen ist die Wirbelsäule fast gerade. Die Ausbildung der typischen Doppel-S-Form beginnt mit dem Stehen und Gehen und ist erst mit fünf, sechs Jahren abgeschlossen. Damit die Knochen wachsen können, besteht das Skelett bei der Geburt grösstenteils noch aus dem weicheren Knorpel und verknöchert erst allmählich. Es ist deshalb noch nicht so stark belastbar.

Sitzen und Gehen: Lassen Sie dem Baby Zeit

Das Kleinkind trainiert zuerst spielerisch seine Muskeln, ehe es beginnt zu sitzen, sich hochzuziehen, zu stehen und dann zu gehen. Der Bewegungsdrang kräftigt und dehnt die Muskeln und sorgt für eine stets wechselnde Haltung. Das ist für die Wirbelsäule günstig.

Babys merken selber, wie viel sie ihrem Rücken zumuten können. Problematisch wird es dann, wenn Eltern das Kind forcieren. Deshalb: Warten Sie mit dem Hinsetzen, bis das Kind selber sitzen kann. Halten Sie es nicht zum Gehen an. Wenn die Muskulatur noch nicht kräftig genug ist, gefährden Sie seine Wirbelsäule.

Kinder ermüden sehr rasch, wenn sie sich körperlich betätigen.

Gesunder Rücken

Dies ist ein Schutzmechanismus, da die Knochen der Wirbelsäule noch nicht voll ausgebildet sind. An kurzfristige Belastung kann sich der Bewegungsapparat aber gut anpassen.

Kindesalter: Gesunder Bewegungsdrang

In der Schule müssen die Kinder häufig stillsitzen. Zum einen wird dadurch der kindliche Bewegungsdrang eingeschränkt. Zum andern schadet langes Sitzen dem Rücken. Deshalb ist es wichtig, dass Kinder sich in ihrer Freizeit so viel wie möglich bewegen. Hier sind auch die Eltern gefordert.

Zwingen Sie Ihr Kind nicht, zu Hause längere Zeit stillzusitzen. Hausaufgaben müssen nicht über den Tisch gebeugt erledigt werden. Ihr Kind kann auch schön zeichnen und genau rechnen, wenn es auf dem Boden liegt (Kissen unter die Brust legen). Generell ist es gut für den Rücken, die Körperhaltung häufig zu verändern – das gilt im Übrigen auch für Erwachsene.

Etwa im 11. Lebensjahr gibt es einen Wachstumsschub, der bis in die Pubertät hinein dauert. Während des Wachstums sind die Wirbel empfindlicher. Überlasten die Kinder ihre Wirbelsäule während dieser Phase, kann ein Rundrücken entstehen, der sogenannte Morbus Scheuermann.

Um Fehlformen der Wirbelsäule zu vermeiden, sollten die Kinder keine schweren Lasten heben und tragen oder stemmen. Hingegen ist es wichtig, die Muskulatur durch rückenfreundlichen Sport zu kräftigen (siehe Seite 48 ff.). Ungesund für Kinder sind Ringen, Wurfsportarten und Trampolinspringen.

Im Schulalter verkrümmt sich vor allem bei Mädchen manchmal die Wirbelsäule seitlich (Skoliose). Eine Behandlung ist unbedingt nötig, da man die Verkrümmung nur im Wachstumsalter korrigieren kann (siehe Seite 15).

TIPP

Schulkinder sind keine Packesel

Viele Schüler haben an ihren Schultaschen viel schwerer zu schleppen, als es für ihr Alter ratsam wäre. Das schadet dem Rücken. Eltern sollten deshalb folgende Tipps beherzigen:

- Der gepackte Schulthek sollte nicht schwerer sein als ein Zehntel des Körpergewichts.
- In die Tasche gehört nur das, was die Kinder für die Schule benötigen. Schwere Bücher und Hefte nach Möglichkeit in der Schule deponieren.
- Für Primarschüler eignet sich ein Kunststoffthek, der leer maximal 1200 Gramm wiegen sollte.
- Der Schulthek soll am Rücken anliegen, das Rückenteil sollte gepolstert und im Idealfall körpergerecht geformt sein. Die Oberkante der Tasche liegt auf der Schulterlinie.
- Um einseitige Belastungen zu vermeiden, sollten Kinder ihre Schultasche nicht in der Hand tragen oder nur über eine Schulter hängen.

Pubertät: Sport ist gut für die Psyche und den Rücken

Teenager haben oft eine schlechte Körperhaltung. Daran ist nicht allein der Wachstumsschub in der Pubertät schuld. Wer sich unsicher fühlt, geht nicht aufrecht. Viele Jugendliche wollen auch durch eine betont lässige Haltung Coolheit vorspielen. Es bringt nicht viel, die Jugendlichen dauernd zu ermahnen, eine korrekte Haltung einzunehmen. Damit erreicht man oft nur das Gegenteil. Viel wichtiger ist es, die Jugendlichen in dieser schwierigen Zeit zu unterstützen und ihr Selbstbewusstsein zu stärken.

Motivieren Sie Ihr Kind, Sport zu treiben. Sportliche Betätigung sorgt für den nötigen Ausgleich zum bewegungsarmen Schulalltag, kräftigt die Muskeln und trägt zu einer besseren Haltung bei. Bleibende Schäden können damit schon in frühen Jahren verhindert werden.

Zudem wirkt sich Sport auch positiv auf die Psyche aus. Die Jungen können dabei so richtig «Dampf ablassen». Sportliche Erfolge und Anerkennung in einer Gruppe stärken das Selbstbewusstsein – die beste Voraussetzung für eine gute Haltung. Allerdings sollte man bei der Wahl einer Sportart berücksichtigen, dass die Knochen noch weiterwachsen. Beim Belasten der Wirbelsäule ist deshalb noch Vorsicht geboten.

Etwa zwischen dem 16. und 18. Lebensjahr ist das Wachstum abgeschlossen. Nun ist die Form der Wirbelsäule festgelegt. Höchstens minime Korrekturen sind noch möglich. Die Wirbelsäule hat ihre volle Belastbarkeit erreicht. Es folgt in der Regel eine beschwerdefreie Zeit für den Rücken. Trotzdem ist es wichtig, sich auch in dieser Zeit rückenfreundlich zu verhalten. Das heisst: die Wirbelsäule nicht falsch oder übermässig zu belasten und die Muskeln stets kräftig zu halten. Andernfalls altert sie frühzeitig, und die Wahrscheinlichkeit steigt, dass sich bald Rückenprobleme bemerkbar machen.

Altern: Bandscheiben verlieren an Elastizität

Etwa ab dem 40. Lebensjahr können sich erste Abnützungserscheinungen bemerkbar machen. Die Bandscheiben sind sehr früh vom Alterungsprozess betroffen. Vor allem der Gallertkern verliert im Lauf der Jahre immer mehr Flüssigkeit. Die Folge: Die Zwischenwirbelscheibe schrumpft.

Im Prinzip ist das nicht schlimm. Wirken allerdings zusätzliche Fehlbelastungen, zum Beispiel durch Haltungsfehler, auf eine «alternde» Bandscheibe ein, kommt es zum krankhaften, übermässigen Verschleiss. Am Ende bilden sich Risse und Spalten in der Bandscheibe, sie verliert ihre Elastizität und damit ihre Funktionsfähigkeit. Rückenbeschwerden sind dann vorprogrammiert, denn hat die Bandscheibe erst einmal ihre Elastizität verloren, kann sich der Gallertkern ungünstig verlagern (siehe Seite 17).

Weil die Bandscheiben dünner werden, kommen sich auch die Wirbel näher. Die Gelenke drücken stärker aufeinander, der Gelenkknorpel nützt sich ab.

Ist die Funktion der Bandscheiben durch übermässigen Verschleiss beeinträchtigt, lockert sich das gesamte Bewegungselement mit den angrenzenden Wirbeln. Am Anfang kann die Rückenmuskulatur diesen Mangel an Festigkeit noch ausgleichen, irgendwann wird es ihr aber zu anstrengend. Die Folge sind dumpfe Ermüdungsschmerzen, die sich nicht genau lokalisieren lassen.

Starke Muskeln entlasten schwache Knochen und Gelenke
Wenn die Bänder von Wirbel zu Wirbel nicht mehr straff gespannt sind, werden die Gelenke überbeweglich. Die Gefahr, dass bei einer «falschen» Bewegung etwas verrutscht, wächst. Dabei können Nerven gequetscht werden (siehe Seite 17). Mobilisieren Sie deshalb Ihre Wirbelsäule in diesem Alter nicht mehr zu stark, zumindest dann nicht, wenn Sie dies nicht schon früher gemacht haben.

Mit zunehmendem Alter können die Ränder der Wirbelkörper Knochenmaterial ansetzen. Die Körper können verwachsen und die Wirbelsäule versteifen. Dadurch nimmt zwar die Beweglichkeit der Wirbelsäule ab, gleichzeitig aber auch die Überbeweglichkeit. Die Schmerzen, die auftraten, weil die Wirbelsäule zu beweglich war, verschwinden nun wieder. Allerdings können sich auch in den Wirbelgelenken Knochenauswüchse bilden, die auf die Nerven drücken.

Im Alter nimmt auch die Knochendichte ab. Die Entkalkung der Knochen (Osteoporose) macht die Knochen brüchig und dünn. Davon sind auch die Wirbelkörper betroffen. Sie können plötzlich einbrechen (siehe Seite 18 f.).

Dass die Knochensubstanz im Alter abnimmt, ist normal. Wann und wie schnell der kritische Punkt erreicht ist, hängt wesentlich von der vorhandenen Knochenmasse ab. Wer bis zum 35. Altersjahr viel Knochensubstanz aufbauen konnte, verfügt im Alter über mehr Reserven. Deshalb sollte die Osteoporose-Vorsorge schon in jungen Jahren beginnen (siehe Kasten Seite 19).

Auch das Muskelgewebe verändert sich. Es verliert an Flüssigkeit, der Muskelumfang nimmt ab. Doch die Muskeln lassen sich trainieren, damit sie die abgenutzten Gelenke und Knochen besser entlasten (siehe Seite 31 ff.).

TIPP

Regelmässige Bewegung hält jung

Wer sich gesund ernährt, regelmässig bewegt und die Wirbelsäule nicht übermässig oder falsch belastet, kann den Alterungsprozess verlangsamen und Abnutzungserscheinungen vorbeugen.

Sport treiben kann man in jedem Alter. Doch nicht jede Sportart ist günstig für den Rücken (siehe Seite 48 ff.). Wenn Sie älter sind als 45 und/oder seit mehreren Jahren keinen Sport mehr getrieben haben, sollten Sie mit Ihrem Hausarzt sprechen, bevor Sie mit einem Training beginnen. Er kann Ihnen sagen, welche Sportarten für Sie am besten geeignet sind und worauf Sie beim Trainieren achten sollten.

2 Kranker Rücken
Viele Rückenprobleme sind vermeidbar

Rückenschmerzen sind eine typische Zivilisationskrankheit. Ein Viertel der Schweizer Bevölkerung klagt regelmässig über Rückenweh – und dies oft schon in der Jugend. Doch nur ein kleiner Teil der Rückenbeschwerden ist krankheitsbedingt. Schuld sind sehr häufig verspannte Muskeln – weil wir sie zu stark oder falsch belasten.

Wer Rückenschmerzen bekommt, ist schnell einmal beunruhigt: Was steckt dahinter? Ein Bandscheibenvorfall? Verschleiss der Wirbelsäule? Doch glücklicherweise sind die meisten Rückenschmerzen eher harmlos.

Tatsächlich ist die Zahl der Rückenpatienten mit krankhaften Veränderungen an der Wirbelsäule, angeborenen Schäden oder rheumatischen Erkrankungen eher gering. Nur in 5 von 1000 Fällen steckt hinter den Schmerzen eine ernsthafte Erkrankung. Bei vier von fünf Rückenpatienten sind Knochen, Gelenke, Bänder und Muskeln sogar völlig gesund. Umgekehrt leben viele Menschen schmerzfrei mit einem geschädigten Rücken, weil eine gut trainierte Muskulatur den Schaden wettmacht (siehe auch Seite 13).

Die Schmerzen setzen üblicherweise plötzlich ein und verschwinden nach einigen Tagen wieder. Nur bei jedem zehnten Betroffenen dauern die Beschwerden länger als sechs Wochen. Ärzte sprechen dann von chronischen Rückenschmerzen.

Allerdings können bei der akuten Form die Beschwerden nach einigen Wochen oder Monaten erneut auftreten. Aber auch das bedeutet nicht, dass der Rücken dauerhaft geschädigt ist.

Auch kranke Organe können Rückenweh auslösen

Wenn der Schmerz im Rücken sitzt, ist die Zahl möglicher Ursachen gross. Dies erschwert dem Arzt nicht selten die Diagnose. So treten Rückenschmerzen auch oft bei Magen-Darm-Problemen, Nierenerkrankungen, Erkrankung der Gebärmutter und bei Schlaflosigkeit auf. Sogar Zahnweh kann Rückenschmerzen hervorrufen. Deshalb kann eine Zahnbehandlung nicht nur Zahnschmerzen, sondern oft auch quälende Rückenschmerzen kurieren.

Eher selten ist ein gut- oder bösartiger Tumor im Bereich der Wirbelsäule der Grund für die Rückenschmerzen.

CHECKLISTE

Hauptgründe für Rückenschmerzen

- Einseitige körperliche Dauerbelastungen
- Ungünstige Körperhaltungen wie Arbeiten mit gebeugtem Rücken und/oder Verdrehung des Oberkörpers
- Häufiges lang andauerndes Sitzen
- Fehlbelastung beim Heben und Tragen von Gewichten
- Zu wenig Bewegung
- Mangelndes Training der Rücken- und Bauchmuskulatur
- Falsche Ernährung, Übergewicht
- Stress, psychischer Druck, seelische Probleme

Fehlformen der Wirbelsäule

■ **Ungleich lange Beine:** Bei den meisten Menschen sind die Beine nicht gleich lang. Eine minime Differenz hat keine Folgen. Ein grösserer Unterschied aber kann dazu führen, dass das Becken schief steht, und das bewirkt eine seitliche Verkrümmung der Wirbelsäule. Dem Problem kann man mit einer Schuheinlage oder einer höheren Sohle beim kürzeren Bein abhelfen. Bei einer Differenz von 2 Zentimetern und mehr kommt auch eine Operation in Frage.

■ **Seitliche Verbiegung der Wirbelsäule (Skoliose):** Während des Wachstums kann sich die Wirbelsäule seitlich verbiegen. Das tut meist erst viel später weh. Trotzdem sollte man die Skoliose behandeln, während die Knochen noch wachsen.

■ **Rundrücken (Scheuermannsche Krankheit):** In der Wachstumsphase verknöchern die Wirbelkörper vollständig. Überlastet man die Wirbelsäule in dieser kritischen Zeit, können sich die Wirbelkörper verformen, was zu einem runden Rücken führt. Deshalb sollten Jugendliche die Wirbelsäule nicht überlasten, den Rücken möglichst gerade halten und die Muskeln kräftigen.

■ **Wirbelgleiten:** Während die Knochen wachsen, kann zwischen dem Wirbelkörper und dem Gelenk ein Spalt entstehen. Die unteren Lendenwirbel stehen dann nicht mehr richtig aufeinander. Die Wirbelkörper können auch nach vorn gleiten. Dies muss nicht zwingend zu Beschwerden führen. Eine kräftige Muskulatur sorgt für die nötige Stabilität. Betroffene sollten nicht schwer heben oder die Lendenwirbelsäule verdrehen.

Schmerzen durch Fehlbelastungen

Heute weiss man, dass beim grössten Teil der Rückenpatienten nicht die Gelenke oder die Bandscheiben der Schwachpunkt sind, sondern die Muskulatur. Die Muskeln sollten eigentlich die Wirbelsäule stabilisieren und die Gelenke entlasten, doch Bewegungsmangel lässt die Bauch- und Rückenmuskulatur verkümmern. Dies führt dazu, dass die Muskeln bei einseitiger oder falscher Dauerbelastung rasch ermüden. Es kommt zu Verspannungen und Muskelverhärtungen – die Hauptgründe für Rückenschmerzen. Denn zum einen schmerzen die verspannten und verhärteten Muskeln, sie können aber auch umliegende Sehnen und Nerven reizen.

IN DIESEM KAPITEL

- 15 Fehlformen der Wirbelsäule
- 15 Schmerzen durch Fehlbelastungen: Muskulatur als Schwachpunkt
- 16 Probleme mit den Bandscheiben: Hexenschuss und Ischias
- 18 Altersbedingte Veränderungen: Arthrose und Osteoporose
- 21 Rheumatische Erkrankungen: Polyarthritis und Morbus Bechterew
- 22 Schleudertrauma
- 22 Risikofaktor Übergewicht
- 23 Hormonell bedingte Rückenschmerzen

2 Kranker Rücken

Auch seelische Faktoren spielen eine Rolle: Denn wer im Beruf oder im Privatleben angespannt ist, «verkrampft» nicht nur die Seele, sondern auch die Muskulatur (siehe Seite 62 ff.).

Auch kranke Organe können Rückenweh auslösen

Bei neun von zehn Betroffenen verschwinden die akuten Rückenschmerzen von selbst – normalerweise innerhalb weniger Wochen. Halten die Beschwerden über längere Zeit an, besteht die Gefahr, dass der Schmerz chronisch wird.

Hier beginnt der Teufelskreis: Um dem Schmerz auszuweichen, nehmen sie eine Schonhaltung ein. Die schmerzenden Regionen werden kaum belastet, die gesunden Regionen hingegen überfordert. So kommt es erneut zu einer einseitigen Belastung und damit zu weiteren Schmerzen.

Das beste Rezept gegen Rückenschmerzen ist deshalb nicht Bettruhe und Schonung, sondern körperliche Aktivität (siehe Kasten unten). Während Schmerzmittel nur die Symptome beseitigen, packt ein gezieltes, rückenschonendes Training das Übel an der Wurzel: Es kräftigt, lockert und dehnt die verkrampften Muskeln und entlastet die Gelenke (siehe auch Seite 48 ff.).

Probleme mit den Bandscheiben

Die Bandscheiben liegen als Puffer zwischen den einzelnen Wirbelkörpern und dämpfen dort Stösse und Erschütterungen ab. Mit zunehmendem Alter verlieren sie ihre Elastizität. Bei Belastungen kann sich der Gallertkern in der Bandscheibe ungünstig verlagern und auf die Nerven in der Nähe drücken.

Wölbt sich der Gallertkern aus der Bandscheibe heraus, ist aber noch vom Bindegewebe des Faserrings umgeben, so sprechen die Ärzte von einer Bandscheibenvorwölbung. Durchbricht der Gallertkern den Faserring, handelt es sich um einen kompletten Bandscheibenvorfall. Je nachdem, an welcher Stelle das passiert, übt die Gallertmasse Druck auf die Nerven aus. Heftige Schmerzen können die Folge sein (siehe Abbildung rechts).

Meist reicht es abzuwarten: Innert weniger Wochen schrumpft die verrutschte Bandscheibe oft ganz von selbst auf eine Grösse, die keinen Schaden mehr anrich-

---

TIPP

Bewegen statt schonen

Je nach Art der Rückenbeschwerden sind unterschiedliche Therapien angezeigt (siehe Seite 82 ff.). Eines aber wirkt sich fast immer günstig aus: körperliche Aktivität. Regelmässige Bewegung und spezielle Rückengymnastik bringt vor allem Menschen mit allgemeinen Muskel- und Rückenschmerzen viel.

Wer Sport treibt, sollte auf die Leistungsfähigkeit der Gelenke Rücksicht nehmen (siehe Seite 48 ff.). Aber: Solange sich die Beschwerden nicht verschlimmern, ist grundsätzlich alles erlaubt. Sich schonen und auf jedes Training verzichten müssen Sie nur, solange Sie starke Schmerzen haben. Wenn das Schlimmste überstanden ist, können Sie es wieder aufnehmen.

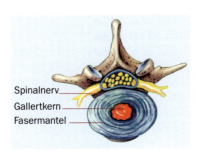

Gesunde Bandscheibe

Spinalnerv
Gallertkern
Fasermantel

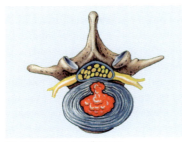

Bandscheibenvorwölbung zum Nervenkanal

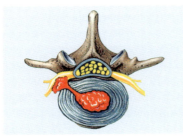

Seitlicher Bandscheibenvorfall:
Der Gallertkern drückt auf den Spinalnerv.

tet. Oder die Nerven, in deren Terrain sich die Bandscheibe vorwölbt, arrangieren sich mit dem Fremdkörper.

Dramatisch wird es, wenn die Bandscheibe einen oder mehrere Nerven vollständig abdrückt. Sie können dann absterben. Die Folge ist eine Lähmung der Haut- und Muskelbezirke, die sie versorgen.

In diesen Fällen sofort zum Arzt:
Folgende Symptome signalisieren, dass Nerven, die vom Rückenmark ausgehen, ernsthaft beeinträchtigt sind:
- eine plötzlich auftretende Schwäche in den Beinen oder Armen,
- Kribbeln, Taubheitsgefühl oder sogar Lähmungserscheinungen der Beine,
- die Unfähigkeit, Urin oder Stuhl zu halten.

Wer diese Zeichen an sich beobachtet, sollte sofort einen Arzt aufsuchen. Möglicherweise ist es notwendig, sofort einzugreifen, um einen dauerhaften Nervenschaden zu verhindern.

Hexenschuss und Ischias: Teuflische Schmerzen

Viele kennen das: Eine schnelle Bewegung, und plötzlich schiesst ein stechender Schmerz ins Kreuz, man kann sich kaum noch bewegen. Diagnose: Hexenschuss (Lumbago). Jede Bewegung wird zur Qual, auch Sitzen oder Liegen führen kaum zu einer Besserung. Doch nach ein paar Tagen ist der Spuk glücklicherweise meist vorbei, manchmal für immer.

Für diesen heftigen Schmerz gibt es verschiedene Gründe: Die Wirbelgelenke können blockiert sein, oder der Bandscheibenkern kann sich verschieben und auf die Nerven drücken.

Wenn der Schmerz ins Gesäss ausstrahlt und bis ins Bein hinunterzieht, ist höchstwahrscheinlich der Ischiasnerv betroffen. Man spricht dann von akuter Ischialgie.

2 Kranker Rücken

Unmittelbare Auslöser solcher Schmerzattacken sind meist Verrenkungen der Lendenwirbelsäule beim schnellen Bücken und Aufstehen oder beim Heben von Gegenständen. Auch nasse und kalte Witterung kann einen Hexenschuss auslösen. Oft tritt jedoch der Schmerz ganz plötzlich und ohne erkennbaren Auslöser auf.

Nach ein paar Tagen ist der Hexenspuk vorbei

Ein Hexenschuss lässt sich manchmal sehr gut selbst behandeln. Zur schnellen Erleichterung legen Sie sich am besten mit dem Rücken auf den Boden, die Unterschenkel liegen im rechten Winkel zu den Oberschenkeln auf einem Stuhl. Ist der erste Schmerz abgeklungen, sollten Sie sich so normal wie möglich bewegen, grössere Belastungen (Tragen oder Heben von schweren Gegenständen) jedoch vermeiden. Wärme und schmerzstillende Medikamente lindern die Beschwerden (siehe Seite 78 f.). Mehrtägige Bettruhe ist in den meisten Fällen nicht ratsam. Im Gegenteil: Sie kann die Krankheit oft noch verschlimmern.

In der Regel verschwindet ein Hexenschuss nach ein paar Tagen von selbst wieder. Dauern die Beschwerden jedoch über eine Woche an, sollten Sie einen Arzt beiziehen. Einen Arzt aufsuchen sollten Sie so rasch wie möglich, wenn Lähmungserscheinungen oder ein taubes Gefühl in Armen oder Beinen auftreten oder wenn Sie keine Kontrolle mehr über die Blase oder den Darm haben.

Altersbedingte Veränderungen

Ständige Belastung und ein veränderter Stoffwechsel im Alter wirken sich negativ auf die einzelnen Teile der Wirbelsäule aus. In welchem Alter sich erste Abnutzungserscheinungen bemerkbar machen, hängt wesentlich von der Lebensführung ab: Knochen, Bänder und Muskeln altern umso rascher, je häufiger man sie falsch belastet und je weniger man dies mit Bewegung und Entspannung ausgleicht.

Auch eine falsche Ernährung kann den Alterungsprozess beschleunigen. Besonders negativ wirkt sich Übergewicht auf den Bewegungsapparat aus, da jedes zusätzliche Kilo die Knochen, Gelenke, Bänder und Sehnen unnötig belastet (siehe Seite 22).

Altersbedingte Veränderungen müssen nicht zwingend zu Rückenproblemen führen. Mit einer kräftigen Rückenmuskulatur ist es möglich, trotz der Abnutzungen lange beschwerdefrei zu bleiben. Wenn man sich jedoch nicht rückengerecht verhält, ist die Wahrscheinlichkeit gross, von Rückenschmerzen geplagt zu werden.

Arthrose: Abgenutzte Gelenke – ab 50 für viele ein Problem

Von Arthrose spricht man, wenn Gelenke durch Abnutzung geschädigt oder zerstört werden. Anders als bei der Arthritis ist bei der Arthrose keine Entzündung im Spiel. Im Laufe des Lebens sind fast alle Menschen mehr oder weniger stark von Arthrose betroffen, von den über 50-Jährigen bereits rund 80 Prozent. Neben einer erblich bedingten Veranlagung, etwa bei der Fingergelenk-Arthrose, fördert vor allem die langjährige Überlastung der Gelenke durch Übergewicht oder harte körperliche Arbeit die Krankheit. Auch Stoffwechselerkrankungen spielen eine Rolle.

Arthrose kann an allen Gelenken auftreten, am häufigsten jedoch an Wirbelsäule, Hüft- oder Knie-, Hand- oder Fussgelenken. Eine Heilung ist nicht möglich, man kann lediglich die Beschwerden lindern und das Fortschreiten der Krankheit verlangsamen.

Um der Arthrose vorzubeugen, sollten Sie ungünstige Belastungen und Fehlbelastungen der Gelenke nach Möglichkeit vermeiden. Wer übergewichtig ist, sollte unbedingt einige Kilos abnehmen (siehe Seite 22).

Osteoporose: Rückenwirbel können plötzlich einbrechen

Mit zunehmendem Alter verliert der Knochen an Stabilität. Knochenmasse wird abgebaut, die Knochen werden dünner und brüchiger. Das Tückische dabei: Ausser Rückenschmerzen merkt man davon lange Zeit nichts. Die Krankheit beginnt sehr oft bereits in jungen Jahren, schreitet langsam voran, bis sie etwa im 70. Altersjahr bei vielen voll ausbricht. Männer sind im Allgemeinen etwas seltener und später von Osteoporose betroffen als Frauen.

Typisch für die Osteoporose im Alter sind spontane Einbrüche der

---

TIPPS

Mit Kalzium und Bewegung die Knochen stärken

Das Beste gegen Osteoporose sind nicht Medikamente, sondern:

■ **Viel Bewegung:** Nur wer die Knochen regelmässig belastet, kann genügend Kalzium einlagern. Ein regelmässiges Training hält beweglich und senkt das Risiko von Stürzen und Knochenbrüchen.

■ **Kalziumreiche Ernährung:** Je nach Lebensumständen sind bis zu 1,5 Gramm täglich empfehlenswert. Kalzium ist vor allem enthalten in Milch und Milchprodukten, in Gemüse, Fisch, Tofu, Nüssen und in kalziumreichem Mineralwasser.

■ **Vitamin D:** Damit der Körper Kalzium aus der Nahrung aufnehmen und an die Knochen weitergeben kann, benötigt er Vitamin D. Den Grossteil bildet die Haut, wenn sie an die Sonne kommt. Gerade ältere Leute sollten jeden Tag mindestens eine halbe Stunde draussen verbringen. Auch bei bewölktem Wetter reicht die UV-Strahlung für die Vitaminproduktion aus. Vitamin D ist zudem reichlich enthalten in Fisch, Eiern, Milch und Butter.

■ **Wenig Phosphate:** Vermeiden Sie übermässigen Genuss phosphathaltiger Lebensmittel. Zu viel Phosphate senken die Verfügbarkeit von Kalzium für die Knochen. Viel Phosphat enthalten Fleisch und Wurst, Schmelzkäse und Softdrinks wie Coca-Cola. Phosphate erkennen Sie an den Nummern für Zusatzstoffe E 338–341 und E 450.

■ **Weniger Nikotin, Alkohol und Koffein:** Sie stören den Stoffwechsel und behindern die Aufnahme von Kalzium.

Diese Tipps gelten zur Vorsorge und zur Behandlung nach Osteoporoseschäden.

Wirbelkörper ohne erkennbaren Anlass. Das verursacht Schmerzen ähnlich wie beim Hexenschuss und die Körpergrösse schrumpft. Wenn mehrere benachbarte Wirbel gebrochen sind und wieder zusammenwachsen, krümmt sich die Wirbelsäule leicht nach vorne. Deshalb ist der «Witwenbuckel» bei vielen Frauen die erste sichtbare Folge von Osteoporose.

Am besten bereits in jungen Jahren vorbeugen

Dass die Knochen mit zunehmendem Alter brüchiger werden, hat mit dem veränderten Stoffwechsel zu tun. Das Knochengewebe ist eine lebende Verbindung von Zellen, die ständig neu aufgebaut, umgebaut und abgebaut werden. Eine wichtige Rolle spielt dabei das Kalzium, das in die Knochen eingelagert wird und sie hart macht. Bis zum 40. Lebensjahr überwiegen die Aufbauprozesse. Ab dem 40. Altersjahr wird jährlich ein geringer Prozentsatz der Knochenmasse wieder abgebaut. Die Regulation des Auf- und Abbaus erfolgt unter anderem durch die Geschlechtshormone Östrogen und Testosteron.

Wenn nach den Wechseljahren der Östrogenschutz fehlt, beschleunigt sich der Abbauprozess. Aber: Nicht alle Frauen leiden gleich stark an Osteoporose. Je grösser der Vorrat an Knochenmaterial ist, den man in den ersten drei Lebensjahrzehnten aufbaut, desto länger bleiben die Knochen stabil. Hingegen wird Osteoporose durch Umstände begünstigt, die einen stabilen Knochenaufbau bis zum 40. Lebensjahr verhindern. Die grössten Risikofaktoren:
- familiäre Belastung durch Osteoporose
- Kinderlosigkeit
- frühe Menopause (vor dem 45. Lebensjahr)
- später Eintritt der ersten Menstruation
- grosser, schlanker Körperbau
- Rauchen
- längere Lebensphase ohne Periode (wegen Leistungssport, Magersucht etc.).

Dünnere Bandscheiben, verwachsene Knochen

Neben Arthrose und Osteoporose können sich im Rücken weitere Veränderungen bemerkbar machen:

■ Instabilität

Die Bandscheiben werden im Alter dünner. Die Bänder verlieren an Elastizität. Sie sind nicht mehr straff von Wirbelkörper zu Wirbelkörper gespannt. Dadurch wird die Wirbelsäule weniger stabil. Die Gelenkteile können sich leichter ineinander verhaken. Die Wirbelfortsätze kommen sich näher und reiben teilweise aneinander. Die Gelenke werden stärker abgenutzt.

■ Knochenwucherungen

Im Rahmen der Knochenalterung können sich an den Wirbelkörpern und -gelenken knöcherne Wucherungen bilden. Das kann stören. Mit der Zeit verwachsen dann diese Knochenansätze und die Wirbelsäule wird wieder stabiler.

■ **Wirbelkanalverengung**
Der Wirbelkanal kann sich im Alter durch Ablagerungen verengen. Das Rückenmark oder austretende Nerven haben nicht mehr genügend Platz. Folge: Die Beine schmerzen, vor allem beim Gehen, während der Schmerz nachlässt, wenn man stehen bleibt oder sich vornüberbeugt. Betroffene stehen deshalb immer wieder still wie bei der «Schaufensterkrankheit», einer Durchblutungsstörung.

Rheumatische Erkrankungen
Irgendwann einmal haben fast alle Rheuma. Die Frage ist nur, wie stark. Meistens gehen die Schmerzen vom Bewegungsapparat aus, von Gelenken, Bändern und Muskeln. Manchmal schwellen auch die betroffenen Gelenke an und die Haut rötet sich. In schweren Fällen greifen Rheumaleiden auf den ganzen Körper über.

Rheumatische Beschwerden sind die Folge von entzündlichen Prozessen. Diese werden wiederum durch eine Fehlsteuerung des Immunsystems ausgelöst. Die Ursachen liegen bis heute im Dunkeln. Wissenschafter vermuten aber, dass genetische Faktoren und Umwelteinflüsse eine Rolle spielen. Auch die Ernährung könnte einen Einfluss haben.

■ **Chronische Gelenkentzündung**
Die chronische Gelenkentzündung oder Polyarthritis beginnt meist in den Finger- und Zehengelenken und schreitet langsam oder schubweise voran. In einem späteren Stadium ist meist auch die Halswirbelsäule betroffen. Die Gelenkinnenhaut verdickt sich und produziert viel Flüssigkeit. Im Laufe der Zeit zerstört sie den Gelenkknorpel. Die Gelenke schwellen an und schmerzen.

Frauen sind von chronischer Gelenkentzündung häufiger betroffen als Männer. Die Krankheit kann heute höchstens verzögert, aber noch nicht geheilt werden.

■ **Bechterewsche Krankheit**
Diese Krankheit tritt meist zwischen dem 15. und 40. Lebensjahr auf und trifft Männer häufiger als Frauen. Sie beginnt mit Rückenschmerzen in den frühen Morgenstunden. Diese entstehen, weil das Kreuz-Darmbein-Gelenk

---

TIPPS

Ernährung und Rheuma

■ Bei chronischer Polyarthritis und auch bei Morbus Bechterew kann es von Vorteil sein, möglichst wenig Fleisch zu essen. Die in tierischen Produkten, vor allem im Fleisch, enthaltene Arachidonsäure begünstigt möglicherweise den entzündlichen Prozess in den Gelenken.
■ Sogenannte Radikalenfänger wie die Vitamine C und E sowie Betakarotin (Provitamin A) und die Omega-3-Fettsäuren setzen die entzündliche Wirkung der Arachidonsäure herab.
■ Omega-3-Fettsäuren sind enthalten in Pflanzen- und Fischöl.
■ Vitamin E kommt in pflanzlichen Ölen, in Getreidesamen und -keimen sowie in Nüssen vor.
■ Vitamin C ist in Früchten und Gemüse enthalten.
■ Betacarotin ist vor allem in Rüebli und weiteren orangen Gemüsen enthalten.
■ In Kombination sind die drei Vitamine wirkungsvoller als allein.

und die Wirbelgelenke sich entzünden. Mit der Zeit verkalken die Gelenke und Bänder der Wirbelsäule. Dadurch wird die Wirbelsäule immer steifer. In schweren Fällen entsteht ein Rundrücken.

Mit Physiotherapie versucht man die Wirbelsäule möglichst beweglich zu erhalten und das Entstehen eines Buckels zu verhindern. Kommt es trotzdem zu einem starken Rundrücken, kann man diesen operativ korrigieren.

Rückenverletzungen nach einem Unfall

Auch bei einem Unfall, Aufprall oder Sturz kann die Wirbelsäule Schaden nehmen. Muskeln, Bänder oder Gelenkkapseln können gezerrt oder gequetscht werden, oder die Knochenhaut kann verletzt sein. Manchmal kommt es auch zu einem Bluterguss. Diese Verletzungen können eine Zeitlang sehr stark schmerzen, sie heilen aber meist von selbst wieder. Um

---

TIPPS

Risikofaktor Übergewicht: Jedes Kilo drückt aufs Kreuz

Wer stark übergewichtig ist, tut gut daran, einige Pfunde abzuspecken. Denn jedes überflüssige Kilo belastet Gelenke und Knochen. Auf Dauer schadet dies auch dem Rücken.

Methoden zum Abnehmen gibt es viele, doch die wenigsten führen zu einem dauerhaften Erfolg. Meist hat man die mühsam abgespeckten Kilos nach ein paar Wochen wieder auf den Rippen und der Kampf gegen die Pfunde beginnt von Neuem.

Wer sein Wunschgewicht erreichen will, sollte nicht auf kurzfristige Erfolge setzen. Verzichten Sie auf «Blitz-Diäten», die eine starke Gewichtsabnahme in kürzester Zeit versprechen. Viele dieser Diäten sind ungesund. Dauerhaften Erfolg hat nur, wer falsche Lebens- und Essgewohnheiten erkennt und ändert. Einige Anregungen dazu:

■ Mehr Abwechslung – weniger Kalorien: So lässt sich vereinfacht die ideale Ernährung umschreiben, mit der Sie Ihr Wunschgewicht halten können. Praktisch umgesetzt bedeutet das eine grössere Vielfalt an Nahrungsmitteln. Weniger Fleisch und Fett, weniger Zucker, dafür mehr Gemüse und Obst, Kartoffeln, Hülsenfrüchte und Getreideprodukte – am besten aus Vollkorn. Es gibt keine «ungesunden» oder «verbotenen» Lebensmittel. Auf die Menge, Auswahl und Kombination kommt es an.

■ Essen ist oft nur Gewohnheitssache: Beobachten Sie einmal, wann und weshalb Sie essen. Legen Sie in Ihrem Tagesablauf Essenszeiten fest und halten Sie sich daran.

■ Vermeiden Sie Heisshunger-Attacken. Verteilen Sie deshalb die täglichen Mahlzeiten auf fünf kleinere statt drei üppige.

■ Essen Sie langsam und bewusst. Das Sättigungsgefühl stellt sich erst nach 20 Minuten ein. Wenn Sie Ihre Mahlzeit hastig hinunterschlingen, haben Sie schnell mehr gegessen, als Ihnen gut tut.

■ Lassen Sie sich durch nichts vom Essen ablenken. Fernsehen und Zeitunglesen während einer Mahlzeit sind absolut tabu.

■ Bewegen Sie sich regelmässig. Ideale Sportarten sind Nordic Walking, Velofahren, Schwimmen oder Aquafit (siehe Seite 48 ff.).

Buchtipp: Wie Sie gesund abnehmen können Sie im Gesundheitstipp-Ratgeber «Schritt für Schritt zum richtigen Körpergewicht» nachlesen. Zu bestellen für Fr. 32.– unter www.gesundheitstipp.ch/Buchshop.

gravierende Verletzungen auszuschliessen, sollten Sie einen Arzt aufsuchen.

Wichtig: Wenn Sie erste Hilfe leisten, müssen Sie daran denken, dass die Wirbelsäule verletzt sein könnte. Bei Verdacht auf eine Wirbelsäulenverletzung dürfen Sie den Verunfallten nicht umlagern oder bewegen. Hinweise sind Lähmungserscheinungen oder ein gestörtes Empfindungsvermögen an Beinen oder Armen – fragen Sie den Verletzten. Decken Sie ihn zu.

■ Schleudertrauma

Bei einem Auffahrunfall wird der Kopf ruckartig nach vorne bzw. nach hinten geschleudert und die Halswirbelsäule dabei gewaltsam gebeugt bzw. überstreckt. Dabei können die Bänder der Halswirbel gezerrt oder eingerissen werden, Bandscheiben können verletzt werden und es kann zu Einblutungen kommen.

Die Folgen eines Schleudertraumas sind auf dem Röntgenbild oft nicht sichtbar, sie können aber trotzdem zu heftigen Beschwerden führen. Betroffene leiden unter Kopfschmerzen und Schmerzen im Bereich der Nackenpartie. Die Symptome treten meist Stunden, manchmal auch erst einige Tage nach dem Unfall auf. Je nach Schwere des Traumas klagen Betroffene zudem über Schwindel, Schlafstörungen, Ohrgeräusche oder Taubheitsgefühle.

Bei einem Schleudertrauma ist eine ärztliche Behandlung notwendig. Heute weiss man, dass längere Schonung und das Tragen einer Halsmanschette die Heilung des Schleudertraumas eher verzögern als beschleunigen. Deshalb wird empfohlen, nach kurzer Schonung von zwei bis drei Tagen möglichst schnell zu den normalen Alltagsaktivitäten zurückzukehren und den Heilungsprozess mit krankengymnastischen Übungen zu unterstützen. Ein entsprechendes Trainingsprogramm kann man sich vom Arzt, Physiotherapeuten oder Chiropraktiker erklären lassen.

Hormonell bedingte Rückenschmerzen

Vor und während der Menstruation, während der Schwangerschaft oder in den Wechseljahren klagen Frauen häufig über Kreuzschmerzen. Diese gehen häufig von den Kreuz-Darmbein-Gelenken aus. Hormonell bedingt lockern sich die Bänder, die Kreuz- und Darmbein normalerweise straff zusammenhalten. Dies ist vor der Geburt nötig, um den Geburtskanal zu erweitern, es kommt aber auch im Zusammenhang mit der Menstruation oder in den Wechseljahren vor. Da das Gelenk nun leicht beweglich wird, können Schmerzen entstehen. Fragen Sie in einem solchen Fall Ihre Gynäkologin um Rat.

Wenn in der Schwangerschaft das Gewicht des Bauches immer grösser wird, nehmen viele Frauen eine starke Hohlkreuzhaltung ein. Dem lässt sich mit Gymnastik entgegenwirken. Ihre Ärztin oder Physiotherapeutin kann Ihnen entsprechende Übungen zeigen.

3 Den Rücken schonen zu Hause
Kleine Rückenschule für den Alltag

Rückenbeschwerden sind weitgehend vermeidbar. Eine schlechte Körperhaltung, das viele Sitzen, wenig Bewegung, Stress und schwache Muskeln sind zu einem wesentlichen Teil für unsere Probleme mit dem Rücken verantwortlich. Durch ein rückenfreundliches Verhalten im Alltag und mit einfachen Übungen können Sie den Rücken schonen und stärken.

Um Rückenschmerzen gar nicht erst aufkommen zu lassen, ist es wichtig, immer eine rückenschonende Haltung einzunehmen – egal ob Sie sitzen, stehen, liegen oder arbeiten.

Die Wirbelsäule wird am wenigsten belastet, wenn sie möglichst in ihrer natürlichen S-Form bleibt und die Muskeln den Körper stützen und halten. Das erreichen Sie, indem Sie zwei Punkte beachten:

- Sorgen Sie für kräftige und elastische Muskeln, damit sie diese Stützarbeit übernehmen können und die Wirbelsäule entlasten. Übungen finden Sie ab Seite 31.
- Verharren Sie nie lange in der gleichen Stellung. Bewegen Sie sich immer wieder zwischendurch.

So viele Kilos lasten auf der Wirbelsäule:

Auf dem Rücken liegen	30 kg
Stehen	70 kg
Sitzen mit rundem Rücken	120 kg
20 kg heben mit gebeugtem Rücken	340 kg

Stehen: Haltung bewahren will gelernt sein

Halten Sie Ihren Rücken beim Stehen mit den Muskeln aufrecht, auch wenn Ihnen das anstrengend erscheint. Bänder und Sehnen ermüden zwar nicht wie die Muskeln. Wenn aber Bänder und Sehnen praktisch die ganze Last tragen müssen, kippt das Becken zu stark nach vorn, die Brust fällt ein und die Schultern fallen nach vorn. Ein hohles Kreuz und ein Rundrücken sind die Folge. Und diese Haltung belastet die Bandscheiben stark, da sie einseitig zusammengequetscht werden.

So finden Sie zur richtigen Körperhaltung

Stellen Sie sich ab und zu vor einen Spiegel, so wie Sie normalerweise stehen, und schauen Sie, welche Haltung Sie einnehmen. Hohlkreuz, Rundrücken, Flachrücken? Korrigieren Sie Ihre Haltung immer wieder, bis Sie automatisch richtig stehen.

- Beginnen Sie bei den Füssen. Stellen Sie diese hüftbreit nebeneinander, ganz leicht auswärts gedreht. Verteilen Sie das Gewicht gleichmässig auf beide Füsse. Spüren Sie den Boden unter den Füssen?
- Pendeln Sie nun mit dem Körper vor und zurück; die Füsse bleiben dabei auf dem Boden. Lassen Sie die Bewegung immer kleiner werden, bis Sie stehen. Bleiben Sie locker in den Knien, strecken Sie diese nicht durch.
- Kippen Sie nun Ihr Becken ein paar Mal vor und zurück. Richten

Sie dann mit Bauch- und Gesässmuskeln das Becken auf und halten Sie den Oberkörper gerade. Die Arme hängen seitlich locker herunter, die Hände sollten sich nicht vor dem Körper befinden.

■ Ziehen Sie die Schultern hoch und lassen Sie sie wieder fallen. Richten Sie den Kopf auf. Der Blick ist gerade nach vorn gerichtet. Stellen Sie sich vor, am höchsten Punkt des Kopfes sei eine Schnur befestigt, die Sie nach oben zieht. So stehen Sie richtig.

Wenn Sie längere Zeit stehen müssen, ist es wichtig, die Körperhaltung häufig zu verändern. Verlagern Sie das Gewicht von einem Bein aufs andere. Entlasten Sie den Rücken, indem Sie abwechslungsweise ein Bein hochstellen, zum Beispiel auf einen Schemel. Lehnen Sie sich an eine Wand. Bewegen Sie sich immer wieder zwischendurch, gehen Sie ein paar Schritte.

IN DIESEM KAPITEL

- 24 Stehen: Zur natürlichen Haltung finden
- 26 Sitzen: Schwerstarbeit für den Rücken
- 27 Liegen: Wie man sich bettet...
- 29 Arbeiten in Haus und Garten
- 31 Übungen: Fitness für den Rücken
- 36 Entspannen: Pausen sind wichtig

**3
Den Rücken schonen zu Hause**

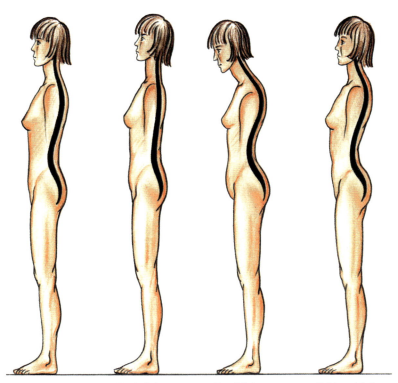

Normaler Rücken — Flachrücken — Rundrücken — Hohlrundrücken

Zu einer rückenschonenden Haltung gehören auch die richtigen Schuhe. Mit hohen Absätzen quälen Sie Ihre Lendenwirbel. Das Becken kippt nach vorne, ein Hohlkreuz ist die Folge. Ziehen Sie flache Schuhe mit weicher Sohle und Fussbett an, sodass Ihr Körpergewicht gleichmässig auf die ganzen Fussflächen verteilt ist. Zu Hause können Sie auch barfuss gehen. Tun Sie dies möglichst häufig.

Gute Schuhe geben sicheren Halt, erhalten die Spannung von vorderem Quergewölbe und Längsgewölbe des Fusses und federn den festen Tritt ab, der sonst ungehindert über die Kniegelenke bis in die untere Lendenwirbelsäule weitergeleitet würde.

TIPPS

Den Rücken schonen beim Sitzen

- Sitzen Sie immer aufrecht und vermeiden Sie eine Sitzhaltung mit gebeugtem Rücken. Wenn Sie das Becken ein wenig nach vorn kippen, sitzen Sie automatisch aufrechter. Dies lässt sich auch durch eine leicht nach vorne geneigte Sitzfläche oder eine keilförmige Unterlage (Sitzkeil) erreichen.
- Gerade sitzen bedeutet nicht, stundenlang stocksteif herumzusitzen. Die Bandscheiben brauchen Bewegung. Wechseln Sie oft die Sitzposition, stehen Sie häufig auf und bewegen Sie sich.
- Anlehnen ist erlaubt. Zur Unterstützung können Sie ein Kissen ins Kreuz schieben.
- Nutzen Sie die Sitzfläche des Stuhls voll aus, sodass mindestens zwei Drittel der Oberschenkel mit abgestützt werden. Die Fusssohlen sollten flach auf dem Boden aufliegen. Wenn Sie mit den Füssen den Boden nicht erreichen, nehmen Sie eine Fussstütze zu Hilfe.

Tipps zur optimalen Sitzhaltung im Büro und zur Arbeitsplatzgestaltung lesen Sie ab Seite 39.

Sitzen: Schwerstarbeit für den Rücken

Wenn wir uns setzen, dann verstehen wir das oft als Ruheposition. Ein Trugschluss, denn das Sitzen bedeutet Schwerstarbeit für den Rücken. Unser Skelett und die Muskulatur sind nicht zum statischen Sitzen konstruiert, sondern zum dynamischen Bewegen. Und dennoch sitzen wir viel zu viel – auch zu Hause: am Arbeitstisch, beim Lesen, beim Essen, vor dem Fernseher.

Über längere Zeit zu sitzen ist Gift für den Rücken, insbesondere für die Bandscheiben. Denn in der Sitzhaltung ist die Druckbelastung grösser als im Stehen (siehe Kasten Seite 24). Wenn wir stehen oder gehen, ist unser Rücken zu 100 Prozent ausgelastet. Im Sitzen hingegen schon zu 140 Prozent. Kein Wunder also, dass sich die Muskeln verspannen, wenn wir viel sitzen. Sie müssen einfach mehr leisten. Zudem sind Abnutzungserscheinungen der Bandscheiben vorprogrammiert.

Wenn schon sitzen, dann mit geradem Rücken

Weil Sitzen an sich schon «rückenfeindlich» ist, sollte man die Wirbelsäule nicht noch zusätzlich belasten durch eine schlechte Körperhaltung. Deshalb: Halten Sie den Rücken immer gerade – egal wo Sie sitzen (siehe Tipps links). Sitzen mit rundem Rücken belastet die Bandscheiben enorm und drückt die inneren Organe zusammen, die Brust wird eingeengt und das Atmen erschwert. Ebenfalls wichtig: Verändern Sie häufig die Sitzposition, stehen Sie immer wieder auf, gehen Sie ein paar Schritte, bewegen Sie sich.

Stühle und Sessel: Rückengerechte Sitzmöbel

Ein Stuhl darf nicht zu weich sein. Die Rückenlehne sollte die natürliche Form der Wirbelsäule unterstützen, also im Kreuz leicht vorgewölbt sein. Die Armlehne sollte beim Sitzen auf Ellbogenhöhe sein. Die Sitzfläche darf nicht nach hinten geneigt sein (Ausnahme Liegesessel). Schliesslich muss der Stuhl zur Tischhöhe passen: Wenn Sie aufrecht sitzen, ist der Ellbogen etwas tiefer als die Tischplatte.

Besonders Polstersessel und Sofas genügen den Anforderungen für ein rückenschonendes Sitzen oft nicht. Meist sind sie viel zu weich, sodass man darin fast versinkt. Der Rücken ist dann rund, und das Aufstehen fällt schwer.

Achten Sie darauf, dass die Polstergarnitur weder zu weich noch zu niedrig ist und höchstens leicht nach hinten abfällt. Sie sollten mit dem ganzen Rücken anlehnen können und den Boden mit den Füssen erreichen. Die Lehne sollte den Rücken stützen. Eine leicht nach hinten geneigte Lehne entlastet die Wirbelsäule.

Liegesessel mit anatomisch geformter Rückenlehne entlasten den Rücken. Die Lehne und die Sitzfläche sind nach hinten geneigt. Wenn der Sessel keine Auflagefläche für die Füsse hat, können Sie einen Schemel nehmen.

Liegen: Wie man sich bettet, so liegt man

Ein Drittel unseres Lebens verbringen wir im Schlaf. Dabei drehen und wenden wir uns jede Nacht etwa 40–50-Mal, einige sogar noch öfter. Im Schlaf können wir unsere Haltung nicht wie am Tage kontrollieren und verändern. Die Wirbelsäule ist deshalb auf die gute Trag- und Stützfähigkeit des Bettes angewiesen. Sie soll in den Rücken- und Seitenlagen möglichst so liegen, wie es ihrer natürlichen Form entspricht. Ist diese Voraussetzung erfüllt, sind die Muskeln beim Liegen entspannt und die Bandscheiben entlastet. Sie können dann nachts die Flüssigkeit, die sie tagsüber abgegeben haben, wieder aufnehmen und sich regenerieren.

Durchgelegene Matratzen schleunigst entsorgen

Schlechte Betten belasten dagegen. Zu den typischen Mängeln gehören alte Betten, durchgelegene Matratzen mit Mulden, in denen die Wirbelsäule «durchhängt». Auch das früher bei Rückenschmerzen empfohlene Brett im Bett kann die Beschwerden durch Verbiegen der Wirbelsäule verschlimmern. Zu harte oder zu weiche Matratzen, ergonomisch falsche Kopfteile, Kopfkissen und Fusshochstellungen belasten den Rücken extrem und verhindern eine richtige Liegeposition.

Gedanken über das Bett macht man sich meist erst dann, wenn man sich am nächsten Morgen wie gerädert fühlt, wenn man Schmer-

3 Den Rücken schonen zu Hause

zen im Nacken, in den Schultern, im Rücken und in den Beinen verspürt. Wenig erholt beginnt man so den Tag, an dem neue Belastungen auf einen warten, von denen man sich nachts wiederum nur unzureichend erholt. Rückenbeschwerden sind die unausweichliche Folge vom Liegen in schlechten Betten, oder dies trägt zu ihrer Verstärkung bei.

Kauf von Matratzen: Probeliegen ist Pflicht

Wie man sich bettet, so liegt man: Lassen Sie sich beim Kauf von Matratzen und Lattenrost im Fachgeschäft ausführlich beraten. Probeliegen ist ein absolutes Muss. Nehmen Sie sich Zeit, das richtige «Schlafsystem» zu finden.

Moderne Bettsysteme bestehen aus einem Lattenrost und einer dazu passenden Matratze. Beides zusammen muss eine elastische und stützende Liegefläche ergeben. Der Lattenrost muss sich dem Gewicht, der Figur, der Schlafposition und den unterschiedlichen Druckverhältnissen anpassen. Wenn Sie im Bett gerne lesen oder fernsehen, sollten Sie sich einen Lattenrost gönnen, bei dem man den Kopfteil hochstellen kann.

Die Matratze muss die natürliche Form der Wirbelsäule in allen Positionen gewährleisten. Das ist nur möglich, wenn die Matratze weder zu hart noch zu weich ist. Falls Sie zu zweit in einem Bett schlafen, ist es gut möglich, dass die Bedürfnisse verschieden sind, etwa wenn der Gewichtsunterschied recht gross ist. Wählen Sie dann zwei Lattenroste und zwei

---

TIPPS

Bauchschläfer sollten umlernen!

- **Rückenlage oder Seitenlage** sind am besten für die Wirbelsäule. Das Kopfende der Matratze sollte nicht hochgestellt sein.
- Unterstützen Sie den Kopf und die Halswirbelsäule in der **Seitenlage** mit einem Kissen, sodass die Halswirbelsäule gerade ist. Es sind auch Spezialkissen erhältlich. Winkeln Sie ein oder beide Beine an.
- Wenn Sie in **Rückenlage** schlafen, legen Sie ein Kissen unter die Knie, um ein Hohlkreuz zu verhindern.
- Ungünstig ist die **Bauchlage**. Zwar können Sie mit einem Kissen unter dem Bauch entgegenwirken. Da Sie aber den Kopf zur Seite drehen müssen, können Sie nicht verhindern, dass sich die Halswirbelsäule verdreht und die Halsmuskulatur sich verspannt. Um sich die Bauchlage abzugewöhnen, hilft das Hochstellen des Fussendes.
- **Rückenschonend aus dem Bett:** Lassen Sie sich am Morgen Zeit mit Aufstehen. Räkeln und strecken Sie sich ausgiebig. Rollen Sie dann in die Seitenlage und an den Bettrand. Ziehen Sie die Beine an, stützen Sie jetzt die Arme auf und richten so den Oberkörper auf, während Sie die Beine gleichzeitig aus dem Bett schwingen. So sitzen Sie ohne grosse Belastung des Rückens auf dem Bettrand.

Matratzen, um für beide den optimalen Schlafkomfort zu erreichen.

Richtig liegen heisst auch, eine Krümmung der Halswirbelsäule zu vermeiden. Das Kissen muss deshalb in der Seitenlage die Halswirbelsäule stützen. Es darf nicht zu dick und nicht zu flach sein und auch nicht zu weich, sodass die Halswirbelsäule nicht verbogen wird. Ein Spezialkissen kann hier nützlich sein.

Die beste Matratze hält nicht ewig. Sie sollten sie alle zehn Jahre erneuern. Matratzen nützen sich weniger rasch ab, wenn man sie etwa alle sechs Wochen wendet.

Rückenschonend arbeiten in Haushalt und Garten

Egal, was Sie tun im Haushalt und im Garten: Halten Sie dabei den Rücken immer gerade. Leider machen es einem die Architekten und Küchenbauer nicht immer einfach: Häufig sind Lavabos und Arbeitsflächen in der Küche zu niedrig. Versuchen Sie die Arbeiten trotzdem mit geradem Rücken auszuführen.

- Stellen Sie sich breitbeinig hin und gehen Sie leicht in die Knie. Damit es leichter geht, können Sie ein Knie auf einen Hocker abstützen.

TIPPS

Lasten rückenschonend heben und tragen

Schwere Lasten heben und tragen belastet die Bandscheiben ungemein. Achten Sie deshalb bei solchen Anstrengungen ganz besonders auf eine rückenschonende Haltung – und versuchen Sie nicht, Ihre Kraft auf Kosten des Rückens zu beweisen:

- Heben Sie nie eine Last mit gebeugtem, rundem Rücken! Gehen Sie dazu in die Hocke und richten Sie sich mit geradem Rücken langsam auf. Heben Sie die Last nah am Körper hoch. Nicht der Rücken, sondern die Beine stemmen die Last hoch!
- Tragen Sie Lasten immer nah am Körper und nicht zu hoch (etwa auf Hüfthöhe).
- Heben und tragen Sie schwere Lasten grundsätzlich zu zweit.
- Verteilen Sie Ihre Einkäufe auf zwei Taschen. Oder transportieren Sie die Waren in einem Wägeli oder in einem Rucksack.
- Wenn Sie etwas im Kofferraum Ihres Autos verstauen wollen, stützen Sie sich mit einem Knie ab. So können Sie Ihre Wirbelsäule entlasten.

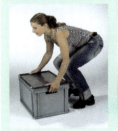
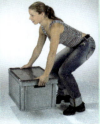
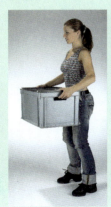
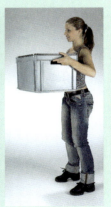

- Setzen Sie sich zum Zerkleinern von Gemüse an einen Tisch, wenn die Arbeitsfläche in der Küche zu niedrig ist. Oder lassen Sie sich vom Schreiner einen Aufsatz anfertigen.
- Machen Sie bei Tätigkeiten am Lavabo einen Schritt nach vorn (Vorschritt-Stellung), gehen Sie leicht in die Knie und winkeln den Oberkörper in der Hüfte ab. Mit einer Hand können Sie sich am Lavabo abstützen.
- Damit das Bettenmachen für den Rücken nicht zum Problem wird, sollten die Betten von allen Seiten zugänglich sein. Stützen Sie ein Knie auf die Matratze, statt sich über das Bett zu beugen. Das Bettenbeziehen geht am leichtesten zu zweit.
- Auch beim Putzen gilt: Den Rücken immer gerade halten! Verwenden Sie beim Staubsaugen ein langes Saugrohr.
- Bücken Sie sich nie mit rundem Rücken, sondern gehen Sie in die Hocke oder auf die Knie. Arbeiten Sie nicht längere Zeit in gebückter Haltung.
- Das Gleiche gilt für Arbeiten im Garten: Alles, was Sie im Stehen oder Gehen ausführen, sollten Sie immer mit geradem Rücken machen. Für Arbeiten in Bodennähe gehen Sie in die Hocke.
- Wenn Sie ins Auto einsteigen, setzen Sie sich zuerst auf den Sitz, dann schwenken Sie beide Beine ins Auto. Dabei mit der linken Hand das Lenkrad umfassen und sich hineinziehen.

STICHWORT

Muskuläre Dysbalance

Wenn wir uns bewegen, sitzen oder stehen, sind immer mehrere Muskeln beteiligt. Jeder Muskel, der eine Bewegung primär erzeugt (Agonist), hat einen Gegenspieler, der durch ein dosiertes Nachgeben der Bewegung entgegenwirkt und sie sanft abbremst (Antagonist). Die Muskelfasern passen sich sehr schnell den jeweiligen Anforderungen an.

Bei Muskeln, die zu wenig oder falsch beansprucht werden, verkürzen sich die Muskelfasern – der Muskel ist weniger dehnbar und kann nicht seine ganze Kraft entfalten. Dies hat zur Folge, dass sich sein Gegenspieler nicht mehr völlig zusammenzieht, schwächer wird und schliesslich erschlafft. Umgekehrt bewirken erschlaffte Muskelpartien, dass sich ihre Gegenspieler verkürzen. Diesen Teufelskreis bezeichnet man als muskuläre Dysbalance.

Ein Körper, dessen Muskulatur derart aus dem Gleichgewicht gerät, ist weniger leistungsfähig, weniger belastbar und anfälliger für Verletzungen. Aber auch Haltungsschäden (Rundrücken, Hohlkreuz) können die Folge sein.

Um die volle Kraft und Beweglichkeit der Muskulatur wieder zu erreichen, ist es wichtig, beide Muskelgruppen zu trainieren: Mit Stretching dehnt man zuerst die verkürzten Muskeln, danach kann man die erschlafften Muskelpartien mit gezielten Übungen kräftigen.

Fitness für den Rücken: Dehnen und kräftigen

Eine leistungsfähige Rumpfmuskulatur ist die wichtigste Voraussetzung für einen gesunden Rücken. Kräftige, elastische Muskeln unterstützen die Wirbelsäule. Dazu ist regelmässiges Training nötig.

Nachfolgende Übungen kräftigen die Muskeln und halten sie geschmeidig. Das ganze Übungsprogramm dauert gut 20 Minuten. Machen Sie es jeden zweiten Tag, oder teilen Sie das Programm auf und machen Sie nach dem Aufwärmen jeden Tag die Hälfte aus jedem der drei Übungsteile. So brauchen Sie täglich nur etwa 15 Minuten aufzuwenden. Planen Sie die Rückengymnastik fest in Ihren Tagesablauf ein.

Aufwärmen

Beginnen Sie Ihre Übungen immer mit einem kurzen Aufwärmen (2 bis 3 Minuten). Stehen Sie aufrecht mit leicht gebogenen Knien, Füsse hüftbreit auseinander.
1. Beginnen Sie jetzt, die Füsse abwechslungsweise von der Ferse zu den Zehen hin abzurollen. Heben Sie allmählich die Füsse vom Boden ab und gehen Sie in ein Laufen an Ort über.
2. Beine abwechselnd in zügigem Tempo hüfthoch anheben.
3. Arme schwingen, dann Arme kreisen, parallel und gegenseitig.
4. Abwechselnd ein Bein und den Gegenarm hochheben.
5. Arme hochheben. Nun abwechselnd ein Bein hochziehen und den Gegenarm zum Bein hinführen.

Dehnen

- Nehmen Sie die Dehnposition langsam ein, bis im Muskel ein leichtes Ziehen (Wärmegefühl) zu spüren ist. Gehen Sie an Ihre Grenzen, aber niemals darüber hinaus. Sie sollen die Dehnung spüren, aber es darf nicht wehtun.
- Halten Sie die Dehnposition 20 bis 30 Sekunden lang. Nicht zerren oder wippen!
- Atmen Sie bei den Übungen ruhig und gleichmässig. Mit jedem Ausatmen können Sie die Dehnung etwas verstärken.

Hinweis: Bei den meisten Übungen wird jede Körperseite separat gedehnt. Die Übungen sind jeweils für eine Seite beschrieben. Führen Sie die gleiche Übung anschliessend für die andere Seite durch.

Aussenseite Oberschenkel, Gesäss seitlich

- Setzen Sie sich mit gestreckten Beinen auf den Boden. Heben Sie nun ein Bein angewinkelt über das andere, sodass der Fuss aussen neben das Knie des gestreckten Beins zu stehen kommt.

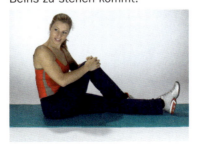

- Umfassen Sie mit beiden Händen das Knie des gebeugten Beines. Drücken Sie es langsam nach innen zur gegenüberliegenden Schulter.

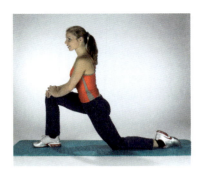

Hüftbeuger
- Knien Sie auf den Boden. Stellen Sie ein Bein nach vorne, sodass Ober- und Unterschenkel einen Winkel von etwa 100 bis 120 Grad bilden.
- Verlagern Sie Ihr Gewicht aufs vordere Bein, indem Sie den Oberkörper nach vorne neigen. Der hintere Oberschenkel und die Hüfte werden dadurch gedehnt.

Gesässmuskulatur und Rücken
- Setzen Sie sich breitbeinig auf den Stuhl. Beugen Sie den Oberkörper auf dem Stuhl möglichst weit vornüber. Lassen Sie die Arme locker zwischen den Beinen hängen.

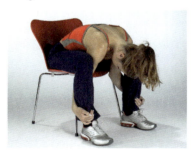

- Umfassen Sie dann von innen um die Beine herum Ihre Fussgelenke. Spüren Sie die Dehnung in den Lendenwirbeln.

Hintere Halsmuskulatur
Neigen Sie den Kopf so weit wie möglich nach vorn, das Kinn geht zur Brust. Legen Sie die Arme mit verschränkten Händen auf den Hinterkopf, ziehen Sie aber nicht am Kopf. Drücken Sie den Hinterkopf leicht gegen Ihre Hände.

Seitliche Halsmuskulatur
- Setzen Sie sich auf einen Stuhl. Neigen Sie den Kopf zur rechten Seite, ohne ihn abzudrehen.

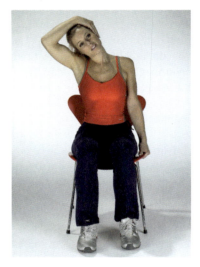

- Nehmen Sie nun den rechten Arm über den Kopf und legen Sie die Hand über das linke Ohr. Der linke Arm geht gerade nach unten, die Hand fasst den Stuhl an der Kante.

Schultermuskulatur, breiter Rückenmuskel
- Knien Sie sich auf den Boden. Beugen Sie den Oberkörper mit gestrecktem Rücken nach vorn, indem Sie das Hüftgelenk beugen, das Gesäss geht etwas zurück.

- Strecken Sie die Arme schräg weit nach vorn auf den Boden. Der Kopf bleibt in der Verlängerung der Wirbelsäule.

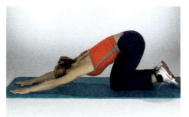

Brustmuskulatur
- Stellen Sie sich in einen Türrahmen. Winkeln Sie die Arme an und stützen Sie sich mit den Händen seitlich am Türrahmen ab (Handflächen zeigen nach vorne).
- Machen Sie einen Schritt nach vorne, dabei schieben Sie den Oberkörper vor, bis im Bereich der Brustmuskulatur beidseitig eine leichte Dehnung zu spüren ist.
- Sie können die Arme auf unterschiedlicher Höhe am Türrahmen abstützen. Dadurch können Sie verschiedene Teile der Brustmuskulatur dehnen.

Mobilisieren
Führen Sie alle Bewegungen langsam und gleichmässig aus, niemals ruckartig. Jede Übung mehrmals wiederholen.

Halswirbelsäule
- Kopf langsam nach vorn und zurück neigen.
- Kopf langsam nach links neigen, zurück zur Mitte, wieder aufrichten und dann nach rechts neigen.
- Kopf langsam nach links und dann nach rechts drehen.
Kopf nicht kreisen!

Becken
Aufrecht auf einen Stuhl sitzen. Hände in die Hüften stützen und das Becken nach vorn und wieder zurückkippen.

Schultern
Nehmen Sie einen gebeugten Arm hinter den Rücken. Der Unterarm ist waagrecht, die Hand bleibt gestreckt. Bewegen Sie den Unterarm nach oben, ohne den Rücken zu berühren.

Brustwirbelsäule
1. Vierfüsslerstand (mit Knien und Händen auf Boden). Machen Sie einen Katzenbuckel. Dann wieder zurück zum geraden Rücken.

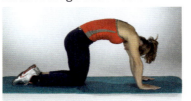

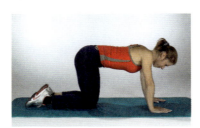

2. Bei haltungsbedingtem Rundrücken: in Rückenlage die Beine anziehen. Dort, wo sich die Brustwirbelsäule am stärksten krümmt, ein gerolltes Frotteetuch unterschieben. Legen Sie einen Fuss auf das andere Knie. Verschränken Sie die Hände unter dem Kopf. In dieser Position die Schultern langsam zum Boden senken.

3 Den Rücken schonen zu Hause

Lendenwirbelsäule und Brustwirbelsäule
Mit aufgestellten Beinen auf den Rücken liegen, Arme nach aussen strecken, die Unterarme im rechten Winkel nach oben legen.

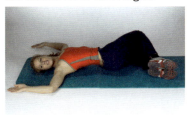

Nun die Beine einmal nach links und einmal nach rechts bewegen, während sich der Kopf zur Gegenseite bewegt. Schultern bleiben auf dem Boden.

Kräftigen
Wichtig für jedes Rückentraining: Die Bauchmuskeln sind das Stützkorsett der Lendenwirbelsäule und somit eine der wesentlichen Voraussetzungen für einen aufrechten Gang, eine elastische, federnde Wirbelsäule, eine gerade Haltung und gut durchblutete Organe. Deshalb sollten Sie unbedingt auch die Bauchmuskeln kräftigen.
- Machen Sie zu jedem Punkt mindestens eine der angegebenen Übungen. Machen Sie nicht immer dieselbe Übung, wechseln Sie ab.
- Wiederholen Sie jede Übung etwa 15-mal (= eine Serie). Danach machen Sie ein paar Sekunden Pause. Machen Sie etwa drei Serien pro Übung.
- Isometrische Übungen: Halten Sie die Position etwa 7 Sekunden. 5-mal wiederholen mit etwa 7 Sekunden Pause dazwischen.

- Stellen Sie sich zum Schluss nochmals hin, Arme nach oben, und strecken Sie nun den ganzen Körper durch, indem Sie sich auf die Zehen stellen und die Hände zum Himmel drücken.

Beine
Zum Kräftigen der Beinmuskulatur ist Treppensteigen ideal. Benützen Sie also weder Lift noch Rolltreppe, ausser wenn Sie eine schwere Last zu tragen haben.

Gesäss-, Hüft- und gerade Wirbelsäulenmuskulatur
1. Vierfüsslerstand auf Knien und Unterarmen. Stellen Sie die Füsse mit angezogenen Zehen auf die Fussballen. Nun die Knie leicht vom Boden abheben und wieder senken. Der Rücken darf nicht durchhängen.

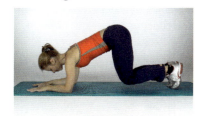

2. Auf die Unterarme stützen, die Beine sind gestreckt, Füsse aufgestellt. Der Rücken darf nicht durchhängen, Bauch einziehen.

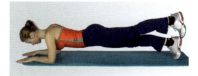

- Heben Sie abwechslungsweise das linke und rechte Bein etwas vom Boden ab.

Schultergürtel, Kapuzenmuskel, breiter Rückenmuskel, Längsmuskel

1. Knien. Den Oberkörper mit geradem Rücken schräg nach vorn neigen.

■ Oberarme auf Schulterhöhe gerade nach aussen strecken, Unterarme in einem rechten Winkel nach oben strecken.

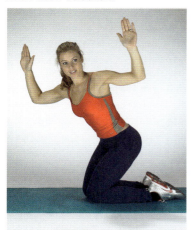

■ Abwechselnd einen Arm in der Verlängerung des Rückens strecken und wieder anwinkeln.

2. Auf den Bauch liegen, Stirn auf dem Boden. Die Arme sind nach vorne ausgestreckt.

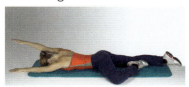

■ Ein Bein seitlich anwinkeln, Fuss zum andern Knie.
■ Gegenarm etwas vom Boden abheben und wieder senken.
■ Abwechselnd wiederholen.

Gerade Bauchmuskulatur (isometrisch)

1. Auf den Rücken liegen. Unterschenkel auf einen Stuhl legen, sodass die Oberschenkel einen rechten Winkel zum Körper bilden. Hände hinter dem Kopf.

■ Oberkörper leicht anheben, sodass die Lendenwirbelsäule flach auf dem Boden aufliegt.
■ Nun den Oberkörper etwas auf und ab bewegen. Die Brustwirbelsäule nie ganz abheben. Kopf nicht ablegen.

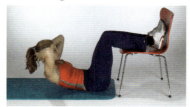

2. Auf den Rücken liegen, Beine anwinkeln. Oberkörper leicht anheben, bis die Lendenwirbelsäule auf dem Boden liegt.

■ Arme leicht anwinkeln und Hände Richtung Füsse drücken, ohne die Arme zu bewegen.

Schräge Bauchmuskulatur (isometrisch)

■ Rückenlage. Ein Bein im rechten Winkel heranziehen mit rechtwinklig gebogenem Knie.
■ Mit dem Gegenarm gegen das Knie drücken. Das Knie bleibt am selben Ort.

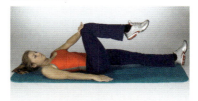

3 Den Rücken schonen zu Hause

Hintere Halsmuskulatur

Setzen Sie sich aufrecht auf einen Stuhl. Neigen Sie nun den Oberkörper samt Kopf wie ein Brett nicht zu langsam nach vorn und zurück. Der Kopf bleibt in der Verlängerung der Wirbelsäule, Rücken gerade halten. Legen Sie die Fingerspitzen vorn und hinten an den Hals. So können Sie kontrollieren, ob sich der Kopf wirklich nicht bewegt.

Seitliche Halsmuskulatur (isometrisch)

Hand ans Ohr legen. Kopf gegen die Hand drücken. Kopf gerade halten, Hand und Kopf bewegen sich nicht.

TIPPS

Auch seelische Verspannung lösen

Nicht nur langes Sitzen und Stehen oder eine falsche Haltung führen zu Spannungsschmerzen im Rücken, im Nacken und in den Schultern. Oft sind auch Stress und seelische Anspannungen die Ursache. Deshalb ist es wichtig, nicht nur den Körper zu entspannen, sondern auch Geist und Seele (siehe Seite 62 ff.).

Versuchen Sie eine Grenze zu ziehen zwischen Arbeit und Feierabend. Dies ist besonders wichtig, wenn der Beruf Sie sehr in Anspruch nimmt oder wenn Sie Ärger hatten am Arbeitsplatz. Manchmal genügt schon ein Spaziergang am See oder im Wald.

Es gibt viele Möglichkeiten, sich zu entspannen. Den einen gelingt dies am besten aktiv beim Joggen oder Velofahren, andere relaxen am liebsten mit einem Buch in der Badewanne. Gute Methoden für gestresste Zeitgenossen sind auch autogenes Training, Yoga, Tai Chi oder Qi Gong. Falls Sie Mühe haben, nach einem Arbeitstag «abzuschalten», sollten Sie verschiedene Methoden ausprobieren. So werden sie bald merken, was Ihnen gut tut.

Entspannen: Pausen sind wichtig für den Rücken

Ihr Rücken leistet eine enorme Arbeit. Entspannung ist deshalb sehr wichtig für ihn. Warten Sie nicht, bis der Rücken oder Nacken schmerzt. Sobald Sie merken, dass Ihre Haltung nachlässt und es Ihnen schwer fällt, den Rücken gerade zu halten, ist es Zeit für eine Pause. Folgende sanfte Übungen helfen, den Rücken zu entspannen und die Wirbelsäule zu strecken.

Übung 1: Legen Sie in Rückenlage die Unterschenkel auf einen Stuhl, sodass Ober- und Unterschenkel einen rechten Winkel bilden. Bleiben Sie einige Minuten in dieser Stellung.

Übung 2: Schieben Sie in Rückenlage ein oder zwei Kissen unter die leicht angewinkelten Knie. Bleiben Sie etwa 20 Minuten in dieser Position und versuchen Sie die Rückenmuskeln zu entspannen.

Übung 3: Winkeln Sie in Rückenlage beide Beine leicht an, die Füsse sind flach auf dem Boden. Greifen Sie beide Knie und ziehen Sie diese zur Brust. Halten Sie die Knie einige Sekunden. Senken Sie die Beine. Wiederholen Sie die Übung dreimal.

Hinweis: Verwenden Sie eine Gymnastikmatte als Unterlage. Sie können ein kleines Kissen unter den Kopf legen. Wenn Sie im Lendenbereich Schmerzen spüren, brechen Sie die Übungen ab.

3
Den Rücken schonen zu Hause

4 Den Rücken schonen am Arbeitsplatz
Was Arbeitgeber und Angestellte tun können

Viele Rückenprobleme können vermieden werden, wenn monotone Bewegungsabläufe, Überbelastungen und Fehlhaltungen am Arbeitsplatz rechtzeitig erkannt und Massnahmen dagegen ergriffen werden. Ein paar Minuten Bewegung pro Tag und ein bewusster Umgang mit dem Rücken können die Lebens- und Arbeitsqualität erhöhen.

Rückenleiden sind nicht nur schmerzhaft – sie kosten die Schweizer Wirtschaft jährlich viele Millionen Franken. Rückenschmerzen zählen zu den häufigsten Gründen für Absenzen am Arbeitsplatz. Die Kosten für Produktionsausfall und Lohnfortzahlung im Krankheitsfall sind enorm. Auch den Krankenkassen macht die teure Volkskrankheit zu schaffen.

Rückenleiden sind in der Schweiz die zweithäufigste Ursache für Arztbesuche, sie führen sehr häufig zu Spitalaufenthalten und verursachen fast die Hälfte aller verordneten Rehabilitationsmassnahmen. Während die Invalidenversicherung hohe Defizite zu beklagen hat, nimmt die Zahl der IV-Bezüger laufend zu. Auch hier sind die Rentenzahlungen überdurchschnittlich häufig auf einen Rückenschaden zurückzuführen.

Krankmachende Faktoren erkennen und ausschalten

Die Ursachen für Rückenschmerzen sind meist vielseitig und vernetzt. Häufig wird die Wirbelsäule aus Unkenntnis übermässig belastet. Dies geschieht nicht nur bei körperlich schweren Arbeiten, sondern auch bei Tätigkeiten, die stundenlang zu einer bestimmten Haltung zwingen.

Ob jemand Rückenschmerzen bekommt oder nicht, hängt aber auch davon ab, ob er oder sie mit der Arbeit zufrieden ist. Druck, Stress, Spannungen und ein schlechtes Betriebsklima erhöhen das Risiko, dass der Rücken schmerzt. Denn psychische Spannungen verstärken und fördern eine falsche Haltung und damit Fehlbelastungen des Körpers.

All dem sind die Angestellten nicht machtlos ausgeliefert. Viele Erkrankungen und Unfälle können vermieden werden, wenn monotone Bewegungsabläufe, Fehlhaltungen und Überbelastungen am Arbeitsplatz rechtzeitig erkannt und Massnahmen dagegen ergriffen

---

CHECKLISTE

Ungesunder Arbeitsplatz

Faktoren, die Rückenprobleme begünstigen:
- schwere Lasten tragen, heben oder verschieben
- dauerndes Sitzen
- dauerndes Stehen
- vorgebeugte Haltung des Oberkörpers
- Fliessbandarbeit
- Arbeiten über Kopfhöhe
- Arbeiten mit seitwärts gedrehtem Körper oder Kopf, z.B. Kontrolle am Fliessband
- Arbeiten, die mit Vibrationen verbunden sind, z.B. LKW- oder Bagger fahren, Presslufthammer
- Nacht- und Schichtarbeit
- Arbeit in Kälte, Nässe, Zugluft, grosse Temperaturunterschiede
- schlechtes Betriebsklima, Stress, psychischer Druck

werden. Viel erreichen kann man, wenn der Arbeitsplatz möglichst rückengerecht eingerichtet ist und wenn man für schwere Arbeiten technische Hilfsmittel beizieht. Die Muskeln trainieren, zwischen verschiedenen Tätigkeiten abwechseln und genügend Pausen einschalten, all dies verbessert die Situation ebenfalls. Führungsleute wie Angestellte können zu einem guten Betriebsklima beitragen.

Gesundheitsschutz: Angestellte dürfen auch fordern

Das Arbeitsgesetz verpflichtet den Arbeitgeber, «alle Massnahmen zu treffen, die nötig sind, um den Gesundheitsschutz zu wahren und zu verbessern und die physische und psychische Gesundheit der Arbeitnehmer zu gewährleisten». Arbeitgeber müssen die Arbeitsplätze und ihr Umfeld ergonomisch gestalten. Dies liegt auch in ihrem Interesse, denn es lohnt sich finanziell. Die Arbeitsausfälle durch Rückenbeschwerden sind enorm. Auch wer mit Rückenschmerzen noch arbeitet, erbringt oft nicht die gleiche Leistung wie eine gesunde Person. Und wer mit seinem Arbeitsplatz zufrieden ist, hat nicht nur weniger Rückenprobleme, er arbeitet auch besser.

Vertreten Sie am Arbeitsplatz Ihre Interessen und Ihre Rechte. Wenn Sie den Eindruck haben, Ihr Arbeitsplatz oder Ihr Arbeitsumfeld schade Ihrer Gesundheit, dann reden Sie mit Ihren Vorgesetzten. Vielleicht diskutieren Sie das Problem vorher mit Ihren Kolleginnen und Kollegen und bringen es gemeinsam vor. Viele Arbeitgeber unterstützen konstruktive Vorschläge. Falls Sie auf grosses Unverständnis stossen, können Sie sich an den Personalverband, die Gewerkschaft oder an das kantonale Arbeitsinspektorat wenden.

Ergonomisch arbeiten: Bei der Arbeit Haltung bewahren

Das Wesentliche, das jeder selber zu einem gesunden Rücken beitragen kann, ist die rückengerechte Haltung bei der Arbeit. Ob Sie viel sitzen, stehen, heben oder tragen müssen: Halten Sie den Rücken gerade, besonders beim Hantieren mit Lasten. Wenn die Arbeit über

> **IN DIESEM KAPITEL**
>
> 38 Krankmachende Faktoren am Arbeitsplatz erkennen und ausschalten
> 39 Ergonomie am Arbeitsplatz: Bei der Arbeit Haltung bewahren
> 41 Sitzende Tätigkeit: Der Rücken braucht Bewegung
> 43 Übungen: Gymnastik im Arbeitsalltag

4 Den Rücken schonen am Arbeitsplatz

> **Gesundheitsförderung im Betrieb**
>
> Gesunde Angestellte sind das Fundament eines gesunden Betriebes. Deshalb lohnt es sich für Unternehmen, ihren Mitarbeitern regelmässig Schulungsprogramme zur Gesundheitsförderung und Prävention im Betrieb anzubieten. Dies steigert nicht nur Wohlbefinden und Leistungsbereitschaft der Angestellten, sondern reduziert auch die Absenzen. Spezielle Kurse zur Rückenschulung im Berufsalltag bieten u.a. grössere Kranken- und Unfallversicherer an. Auch eine ergonomische Beurteilung der Arbeitsplätze durch Experten kann sinnvoll sein.

längere Zeit eine ungünstige Haltung verlangt, unterbrechen Sie die Tätigkeit regelmässig kurz und bewegen Sie sich.

Wenn Sie eine Arbeit antreten, die den Rücken übermässig belastet und/oder gefährlich ist, muss Ihr Vorgesetzter Ihnen zeigen, wie Sie diese Arbeit am rückenschonendsten ausführen.

■ Stehen

Wer am Arbeitsplatz häufig stehen muss, sollte unbedingt auf die richtige Arbeitshöhe achten. Diese richtet sich nach der Art der Tätigkeit. Am besten ist es, wenn die Arbeitsfläche verstellbar ist und individuell angepasst werden kann.

Arbeiten im Stehen sollten immer in aufrechter Haltung ausgeführt werden (siehe Seite 24). Verlagern Sie das Gewicht häufig von einem Bein aufs andere. Günstig ist der so genannte Thekenstand, bei dem abwechselnd ein Fuss hochgestellt wird, z. B. auf einen Schemel. Auch ein Stehhocker entlastet die Wirbelsäule. Sorgen Sie regelmässig für kurze Pausen, in denen Sie sich bewegen.

■ Heben und tragen

Etwas Schweres zu heben und zutragen belastet die Wirbelsäule ungemein. Beschränken Sie es auf das nötigste. Wenn das Heben und Tragen unvermeidbar ist, sollten Sie dies besonders rückengerecht tun (siehe Kasten Seite 29):
■ Sie stehen aufrecht, Beine etwas auseinander und beugen die Knie höchstens so weit, dass Ober- und Unterschenkel einen Winkel von 90 Grad bilden. Der Oberkörper bleibt aufgerichtet.
■ Fassen Sie den Gegenstand mit gestreckten Armen. Richten Sie sich mit der Kraft der Oberschenkel auf und strecken die Beine. Zum Tragen winkeln Sie die Arme an und tragen den Gegenstand so nah wie möglich am Körper.
■ Heben Sie Lasten zügig und gleichmässig an. Ruckartiges Heben schadet dem Rücken.
■ Heben und tragen Sie schwere Lasten immer zu zweit. Sprechen Sie sich vorher ab.
■ Wenn Sie mit gehobener Last den Körper drehen wollen, tun Sie dies mit dem ganzen Körper und kleinen Schritten. Denn wenn der Oberkörper unter Last gedreht wird, ist die Belastung für die Wirbelsäule extrem gross.

CHECKLISTE

Ergonomischer Arbeitsplatz

Das gehört zum ergonomischen Arbeitsplatz:
■ Arbeitsplatz, Werkzeuge, Maschinen und Arbeitsinstrumente der Körpergrösse und dem Körperbau anpassen;
■ Angestellte instruieren, wie sie die Einrichtungen und Geräte individuell einstellen können;
■ gesundheitsschützende Arbeitstechnik;
■ günstige Arbeitsabläufe;
■ regelmässige Abwechslung der Arbeitsaufgaben, wenn die Arbeit monoton ist oder über längere Zeit bestimmte Haltungen verlangt;
■ Arbeitsraum günstig gestalten, dabei muss auf Licht, Farben, Luft, Klima, Lärm, Erschütterungen und Vibrationen geachtet werden.

Tipp: Broschüren über die ergonomische Gestaltung des Arbeitsplatzes können Sie bei der Suva beziehen. Adresse siehe Seite 109.

Sitzende Tätigkeit: Der Rücken braucht Bewegung

Rund ein Drittel der Büroarbeiter leiden unter Schmerzen im Nacken, an den Schultern oder im Rücken. Der Grund: zu langes Sitzen und zu wenig Bewegung als Ausgleich. Zum einen wird beim Sitzen die Wirbelsäule stark belastet, zum andern erschlafft die Stützmuskulatur, wenn man nichts dagegen unternimmt. Schmerzhafte Muskelverspannungen und Probleme mit den Bandscheiben können dann die Folge sein. Das Ganze wird noch verschlimmert, wenn man vornübergebeugt im Stuhl hängt. Aber auch wer länger als zehn Minuten am Stück aufrecht sitzt, tut sich nichts Gutes. Jede starre Haltung ist schlecht.

Jede Gelegenheit zum Bewegen wahrnehmen

Wer den ganzen Tag im Büro verbringt, sollte jede Gelegenheit wahrnehmen, sich zu bewegen. Arbeitsmediziner empfehlen, höchstens die Hälfte der Arbeitszeit sitzend zu verbringen. Je einen Viertel sollte man stehen und sich bewegen. Für Muskeln und Bandscheiben ist der häufige Wechsel zwischen Stehen, Gehen und Sitzen nötig. Einige Anregungen:

- Stehen Sie so oft wie möglich auf: zum Telefonieren, Briefe öffnen und lesen. Gehen Sie dazu im Büro auf und ab.
- Auch Sitzungen und kurze Besprechungen kann man im Stehen abhalten.
- Nachschlagewerke, Ordner und andere Dinge, die Sie nicht häufig benötigen, versorgen Sie am besten so, dass Sie hin und wieder gezwungen sind, aufzustehen und ein paar Schritte zu gehen.
- Wenn Sie mit einer Arbeitskollegin etwas besprechen müssen: Gehen Sie zu ihr ins Büro, statt sie anzurufen.
- Delegieren Sie keine Tätigkeiten, die Sie zum Aufstehen zwingen: Kaffee holen, Postfach leeren, Fotokopien anfertigen, Fax aufgeben – all dies hält Ihren Rücken in Bewegung.
- Schalten Sie hin und wieder eine Pause ein und machen Sie einige Gymnastikübungen (siehe Seite 43 ff.).

Der Arbeitsplatz: Ein guter Bürostuhl ist ein Muss

Ebenfalls wichtig: Der Arbeitsplatz muss so eingerichtet sein, dass er ein möglichst rückenschonendes Arbeiten erlaubt. Die Wirbelsäule soll dabei ihre natürliche S-Form beibehalten. Ein ergonomisch geformter Stuhl ist eine Voraussetzung dafür, ebenso eine Arbeitsfläche, die in der Höhe verstellbar ist und unter dem Tisch genügend Beinfreiheit lässt. Beides nützt jedoch nichts, wenn die Möbel nicht richtig eingestellt sind.

Ein guter Bürostuhl muss in der Höhe verstellbar sein. Die Rückenlehne sollte allen Bewegungen dynamisch folgen und die natürliche S-Form der Wirbelsäule in jeder Sitzposition unterstützen. Wenn Sie hauptsächlich am PC arbeiten, empfiehlt sich eine hohe Lehne, die auch die Schulterblätter abstützt. Die Sitzfläche sollte hori-

**4
Den Rücken schonen am Arbeitsplatz**

zontal oder eventuell leicht nach vorne geneigt sein, wenn Sie aufrecht sitzen.

■ **Rückenlehne einstellen:** Stellen Sie die Rückenlehne so ein, dass die Wölbung in der Rückenlehne die Wirbelsäule im Lendenbereich (3. und 4. Lendenwirbel) stützt. Ideal ist ein Bürostuhl, bei dem auch die Federung der Lehne individuell verstellbar ist.

■ **Sitzhöhe einstellen:** Wenn die Unterarme waagrecht auf der Arbeitsfläche liegen, entsteht im Ellbogengelenk ein rechter Winkel zwischen Ober- und Unterarm. Ober- und Unterschenkel bilden einen rechten Winkel, wenn die Füsse vollflächig den Boden berühren. Zwischen Kniekehle und Vorderkante der Sitzfläche sollte noch etwa eine Handbreit Platz sein. Wenn Ihre Arbeitsfläche zu hoch ist und nicht nach unten verstellt werden kann, benötigen Sie eine Fussstütze, die in der Höhe und Neigung verstellbar ist.

Arbeit am PC: Standort des Bildschirms ist entscheidend

Wenn Sie vorwiegend am PC arbeiten, sollten Sie die Tastatur und den Bildschirm so platzieren, dass Sie möglichst entspannt und ermüdungsfrei arbeiten können. Am besten steht der Monitor direkt vor Ihnen. Würde der Bildschirm seitlich stehen, müsste man bei der Arbeit ständig den Kopf oder den Oberkörper drehen. Dies kann zu Muskelverspannungen führen.

Eine ergonomische Tastatur oder eine Auflage für die Handballen erleichtern die Arbeit.

STICHWORT

Dynamisches Sitzen

Ein wichtiger Beitrag, um Rückenproblemen vorzubeugen, ist das dynamische Sitzen: Nutzen Sie die gesamte Sitzfläche. Wechseln Sie häufig zwischen vorderer, mittlerer und hinterer Sitzposition. Die Rückenlehne sollte Ihnen dabei bei jeder Bewegung folgen und den Lendenbereich in jeder Position stützen.

Wenn Sie mit geradem Rücken sitzen, ist die Muskulatur angespannt, die Wirbelsäule wird belastet. Sobald Sie sich bequem im Stuhl zurücklehnen, entspannen sich die Muskeln und der Druck auf die Wirbelsäule nimmt ab. Dieses Wechselspiel von Spannung und Entspannung, Belastung und Entlastung wirkt sich positiv auf die Bandscheiben aus. Es beugt Muskelverspannungen und Rückenerkrankungen vor.

Alternative Sitzmöbel wie Kniestuhl, Sitzball oder frei schwingende Hocker erleichtern zwar das dynamische Sitzen, können aber eine falsche Haltung nicht verhindern. Weil eine Lehne fehlt, die den Rücken stützt, ermüden untrainierte Muskeln rasch. Dies kann zu Verspannungen und Fehlhaltungen führen. Solche Sitzhilfen eignen sich deshalb nicht für stundenlanges Sitzen. Alternative Sitzmöbel können jedoch eine sinnvolle Ergänzung zu einem Bürostuhl sein, wenn man sie zwischendurch immer wieder für kürzere Zeit benutzt.

Stellen Sie den Bildschirm nicht zu hoch: Die oberste Bildschirmzeile sollte in Augenhöhe oder etwas darunter liegen.

Idealerweise sollte der Computerbildschirm im rechten Winkel zum Fenster stehen. Wenn dies nicht möglich ist, wählen Sie einen Ort, der so weit wie möglich vom Fenster entfernt ist. Stellen Sie den Bildschirm nicht direkt vors Fenster. Dies führt zu einem zu grossen Unterschied in der Lichtintensität und bedeutet Stress für die Augen. Ihr Bildschirm sollte so aufgestellt sein, dass sich darin weder das Licht des Fensters noch das einer Lampe spiegeln kann.

Sitzhaltung: Abwechslung entlastet den Rücken

Wichtiger als der beste Stuhl ist die Sitzhaltung. Versuchen Sie beim Sitzen, immer den Rücken gerade zu halten. Zu langes Sitzen mit rundem Rücken belastet die Bandscheiben enorm und drückt die inneren Organe zusammen. Die Brust wird eingeengt und das Atmen erschwert.

Wenn Sie lange sitzen müssen, können Sie Ihren Rücken entlasten, indem Sie belastete Stellen abstützen und die Sitzhaltung häufig verändern (siehe Kasten links). Dazu genügen schon einfache Hilfsmittel – zum Beispiel:
- Sitzkeil
- Kissen im Kreuz
- Sitzball als Alternative zum Stuhl bei gut trainierten Rückenmuskeln
- schräger Pultaufsatz zum Lesen
- Stehpult.

Oder versuchen Sie doch einmal so zu arbeiten:
- Nehmen Sie seitlich ein Bein auf den Stuhl und sitzen Sie wie im Schneidersitz.
- Drehen Sie den Stuhl (ohne Armlehnen) und sitzen mit der Brust zur Rückenlehne.
- Stellen Sie den Stuhl ganz tief und knien Sie auf dem Stuhl. Legen Sie ein Kissen zwischen Gesäss und Unterschenkel.
- Stellen Sie zum Lesen die Lehne ganz zurück und legen Sie die Beine auf den Schreibtisch.

Übungen: Gymnastik für den Arbeitsalltag

Schmerzen im Kreuz und verspannte Schultern – das sind die typischen Bürolistenleiden. Mit ein paar einfachen Übungen, die sich problemlos in den Arbeitsalltag einbauen lassen, können Sie dem vorbeugen und etwas für Ihr Wohlbefinden tun.

Es ist wichtig, dass Sie Ihre verspannten Muskeln lockern, dehnen und bewegen. Am besten gewöhnen Sie sich an, regelmässig alle 30 Minuten eine oder zwei Übungen zu machen.

Übungen zum Entspannen

1. Verschränken Sie die Arme auf dem Tisch und legen Sie die Stirn darauf.
2. Hände hinter dem Kopf verschränken, zurücklehnen.
3. Beugen Sie sich nach vorn, lassen Sie Kopf und Arme hängen.
4. Legen Sie sich auf den Boden und die Unterschenkel auf einen Stuhl.

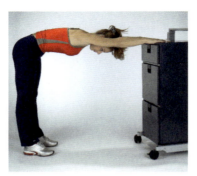

5. Legen Sie die Hände auf ein hüfthohes Gestell, treten Sie so weit zurück, dass Beine und Rücken bei gestreckten Armen einen rechten Winkel bilden, lassen Sie den oberen Rücken durchhängen. Kopf nicht hängen lassen, er bleibt in der Verlängerung des Rückens.

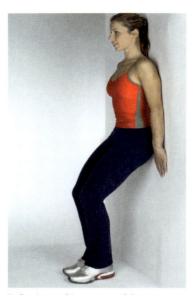

7. Stehen Sie etwa 30 cm von einer Wand entfernt. Lehnen Sie den Rücken ganz an die Wand. Tief einatmen. Beim Ausatmen die Bauchmuskeln anspannen und das Kreuz an die Wand pressen.

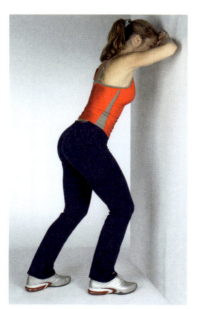

6. Legen Sie die Arme verschränkt an eine Wand. Kopf darauf lehnen. Ein Bein zurücknehmen, das andere etwas vor, in den Knien leicht gebeugt.

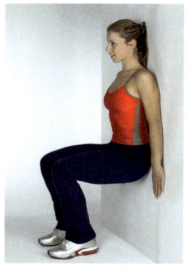

8. Stehen Sie rücklings etwa 30 cm von einer Wand entfernt.

Gleiten Sie mit dem Rücken der Wand entlang nach unten, bis die Oberschenkel waagrecht sind, dann langsam wieder zurück nach oben.

Lockern

1. Klopfen Sie mit den Fäusten ganz leicht auf den Kopf.
2. Bewegen Sie den Kopf langsam vor und zurück.
3. Neigen Sie den Kopf langsam auf eine Seite, ohne ihn abzudrehen, dann wieder zur Mitte, dann auf die andere Seite.
4. Stehen Sie aufrecht. Strecken Sie beide Arme zur Seite. Halten Sie eine Hand so, dass der Daumen nach oben zeigt, bei der anderen Hand zeigt der Daumen nach unten.

5. Sitzen Sie aufrecht. Berühren Sie mit Zeige- und Mittelfinger das Kinn, schieben Sie den Kopf etwas nach hinten, ohne ihn zu neigen.
6. Stehen Sie aufrecht. Atmen Sie tief ein und ziehen Sie dabei die Schultern hoch. Bleiben Sie ein paar Sekunden in dieser Position. Atmen Sie kräftig aus und senken Sie dabei die Schultern.
7. Ziehen Sie die Schuhe aus. Kreisen Sie die Füsse nach innen und nach aussen. Beugen Sie die Zehen und strecken sie wieder. Spreizen Sie die Zehen.
8. Stehen Sie aufrecht. Legen Sie die Finger leicht an den Hinterkopf, drehen Sie nun den Oberkörper nach links und nach rechts. Die Hüften bleiben an Ort.

Dehnen

1. **Die Seite:** Legen Sie im Stehen oder im Sitzen einen Arm gestreckt über den Kopf. Lassen Sie sich von Ihrem Gewicht zur Seite ziehen.

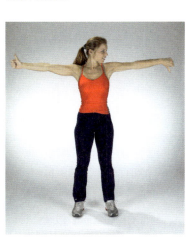

■ Wenden Sie den Kopf zu jener Seite, bei der der Daumen nach unten zeigt.
■ Richten Sie den Daumen nach oben und bei der andern Hand nach unten. Drehen Sie gleichzeitig den Kopf zur andern Seite (mehrmals wiederholen).

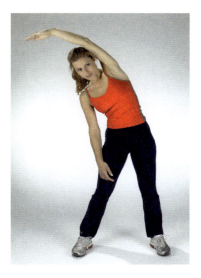

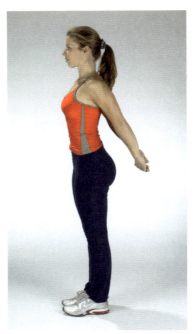

2. Arme und Brustmuskeln: Lassen Sie die Arme herunterhängen. Fassen Sie die Hände auf dem Rücken. Strecken Sie nun die Arme, indem Sie die Hände etwas vom Rücken wegbewegen.

3. Hals: Setzen Sie sich auf einen Stuhl. Neigen Sie den Kopf nach links, ohne ihn zu drehen. Legen Sie nun den linken Arm angewinkelt über den Kopf, sodass Sie mit der Hand über dem Ohr sind. Fassen Sie mit der rechten Hand die Sitzfläche. Etwa 20 Sekunden bleiben, dann die Seite wechseln.

4. Die Vorderseite: Stützen Sie die Hände in die Hüfte und stehen Sie ins Hohlkreuz.

5. Ganzer Körper: Linken Arm und rechtes Bein strecken. Bein etwas vom Boden nach hinten abheben. Standbein nicht ganz strecken. Wechseln.

6. Rücken: Setzen Sie sich breitbeinig auf einen Stuhl. Legen Sie Ihren Oberkörper auf die Oberschenkel, Arme zwischen die Beine. Fassen Sie nun von innen her hinter den Beinen durch Ihre Fussgelenke.

Kräftigen

Eine gut trainierte Muskulatur ist die beste Voraussetzung, um Problemen mit dem Rücken vorzubeugen. Denn kräftige Muskeln stützen die Wirbelsäule und halten sie in ihrer natürlichen Form. Dies verhindert Fehlhaltungen wie Rund- oder Hohlrücken. Sind die Muskeln jedoch zu schwach, werden Gelenke und Bänder viel stärker belastet und sie nützen sich rascher ab. Dies gilt sowohl für Arbeiten, die Kraft brauchen, als auch für solche, die einen zu einer bestimmten Haltung oder zu gleichförmigen Bewegungen zwingen.

Einfache Kräftigungsübungen für Bauch und Rücken finden Sie ab Seite 34. Auch mit Sport können Sie die Muskeln trainieren. Welche Sportarten besonders günstig sind für den Rücken, erfahren Sie ab Seite 49.

BUCHTIPP

Ratgeber «Fit im Alltag»

Im Gesundheitstipp-Ratgeber «Fit im Alltag» finden Sie viele Anregungen, Übungen und Trainingsprogramme für Kraft, Ausdauer und Beweglichkeit. Sie können das Buch für 32 Franken bestellen über www.gesundheitstipp.ch/Buchshop.

4
Den Rücken schonen am Arbeitsplatz

5 Sport und Bewegung
Ein wirksames Mittel gegen Rückenweh

Wer regelmässig Sport treibt, hält nicht nur sein Herz-Kreislauf-System in Schwung, sondern kann auch gezielt Rückenschmerzen vorbeugen oder lindern. Aber: Nicht jede Sportart ist für den Rücken gleich gut geeignet.

Eine der besten Möglichkeiten, Erkrankungen der Gelenke und des Rückens zu verhindern, ist eine regelmässige sportliche Betätigung. Durch Sport wird nicht nur die einseitige und mangelhafte Bewegung ausgeglichen, sondern es werden auch die Muskeln, Knochen und Bänder gekräftigt und die Gelenke «geschmiert». Zudem sorgt Sport für eine gute Durchblutung des Körpers, stärkt das Herz-Kreislauf-System und hält beweglich. Nicht zu unterschätzen ist ausserdem die positive Auswirkung auf die Psyche.

All diese Vorteile dürfen jedoch nicht vergessen machen, dass Sport dem Körper auch schaden kann – vor allem wenn man es damit übertreibt oder die Bewegungen fehlerhaft ausführt. Zudem gibt es Haltungen und Bewegungsabläufe, die für den Rücken problematisch sind. Es schadet der Wirbelsäule, wenn sie gestaucht, erschüttert oder überstreckt wird, wenn der Rumpf verdreht wird oder das Hohlkreuz sich verstärkt. Ebenso schädlich sind Stösse, ruckartige Bewegungen oder grosser Druck.

Einen Sport generell zu empfehlen oder abzulehnen ist aber schwierig. Es gibt nämlich kaum einen Sport, der bedingungslos rückenfreundlich ist. Grundsätzlich gilt aber: Fliessende, harmonische Bewegungen sind Sportarten mit Sprüngen, abrupten Bewegungswechseln oder Drehungen vorzuziehen. Ideal ist es, verschiedene Sportarten zu kombinieren, um eine einseitige Belastung zu vermeiden. Das Wichtigste aber: Beim gesunden Sport sollte der Spass im Vordergrund stehen und nicht die Leistung.

Tipps für ein rückenfreundliches Training

- Entscheidend für jede Sportart ist die richtige Technik. Falsch ausgeführt, können selbst rückenfreundliche Sportarten das Kreuz belasten.
- Fitness setzt sich aus drei Bestandteilen zusammen: Kraft, Ausdauer und Beweglichkeit. Beim Training sollte keiner dieser Bereiche zu kurz kommen.
- Treiben Sie regelmässig Sport. Es schadet dem Körper, wenn Sie längere Zeit nichts tun und ihn dann plötzlich wieder belasten. Trainieren Sie mindestens zwei- bis dreimal pro Woche 20 bis 60 Minuten.

TIPP

Ein Gesundheitscheck ist ratsam

Lassen Sie sich von einem Arzt beraten, wenn Sie:
- längere Zeit keinen Sport ausgeübt haben;
- eine neue, für den Rücken eher problematische Sportart beginnen wollen;
- bereits Rückenprobleme haben;
- beim oder nach dem Training Schmerzen haben.

- Beginnen Sie Ihr Training immer mit dem Aufwärmen. Kalte Muskeln erbringen nicht die optimale Leistung. Lockern und dehnen Sie die Muskeln. Wenn Sie die Muskeln unvorbereitet belasten, können sie reissen. Ebenso wichtig ist die Erholung nach dem Sport. Ein warmes Bad oder ein Saunabesuch fördern die Entspannung.
- Wenn Sie neu einsteigen, bauen Sie langsam auf. Ihre Muskeln sind noch schwach. Was sie nicht leisten können, müssen Gelenke und Bänder übernehmen. Das soll aber vermieden werden. Dies gilt auch, wenn Sie nach einer längeren Pause wieder beginnen: Versuchen Sie keinesfalls an die früheren Leistungen anzuknüpfen.
- Wer mit verbissenem Gesicht trainiert, trainiert falsch. Der Sport soll Ihnen auch Freude bereiten. Lernen Sie, Ihre persönliche Leistungsgrenze zu finden, die von Tag zu Tag verschieden ist. Tasten Sie sich ganz langsam an sie heran und überschreiten Sie sie nicht. Sie sollen sich bei der Anstrengung immer noch wohl fühlen.
- Wenn Sie zu übertriebenem Ehrgeiz neigen oder kein gutes Körpergefühl haben, kann ein Pulsmessgerät vor allem am Anfang hilfreich sein. Besser ist es aber, Sie trainieren auch Ihr Körpergefühl und lernen nur das zu leisten, was Ihrem körperlichen Zustand angemessen ist. Hören Sie auf Ihren Körper. Nehmen Sie Signale wie Schmerz, Überhitzung, Durst, Übelkeit oder sonstiges Unwohlsein ernst. Sie zu missachten kann gefährlich sein.

IN DIESEM KAPITEL

- 48 Tipps: Rückenfreundlich trainieren
- 49 Sportarten, die dem Rücken gut tun
- 49 Wandern, Spazierengehen
- 50 Walking, Nordic Walking
- 51 Jogging, Skilanglauf, Velofahren
- 53 Schwimmen, Wassergymnastik
- 53 Tanzen, Gymnastik, Aerobic
- 54 Pilates
- 55 Inlineskating, Schlittschuhlaufen
- 55 Krafttraining mit Geräten
- 56 Golf, Windsurfen
- 57 Segeln, Rudern, Reiten
- 57 Schädlich: Drehungen und Stauchungen
- 57 Ski alpin
- 58 Tennis, Ball- und Mannschaftsspiele
- 58 Alternative Bewegungsformen
- 58 Alexandertechnik
- 59 Feldenkrais, Eutonie, Yoga
- 60 Tai Chi Chuan (Taijiquan)
- 61 Qi Gong

5
Sport und Bewegung

Sportarten, die der Wirbelsäule guttun

Wandern, Spazierengehen

Der natürlichste Ausgleich zur mangelnden Bewegung ist das Wandern oder Spazierengehen. Beides ist für Leute in jedem Alter – auch mit Rückenbeschwerden – sehr zu empfehlen. Die Bewegungsformen belasten den Rücken in nur geringem Umfang, halten aber Muskeln und Gelenke beweglich. Die raschere Atmung und der aktivierte Stoffwechsel beim Wandern führt auch dazu, dass die gesamte Körpermuskulatur besser durchblutet und mit Nährstoffen versorgt wird. Um diesen positiven Effekt zu erzielen, sollte man jedoch zügig marschieren und regelmässig zu Fuss unterwegs sein.

Längeres Abwärtsgehen kann für untrainierte oder übergewichtige Menschen etwas problematisch sein. Durch eine geschickte Routenwahl lässt sich dies aber meist vermeiden. Stöcke entlasten die Gelenke. Wenn Sie Rückenbeschwerden haben, sollten Sie keinen schweren Rucksack tragen.

Wichtig sind gute, dem Gelände angepasste Schuhe mit Fussbett, die Halt geben und Stösse im Fersenbereich abfedern. Lassen Sie sich beim Kauf beraten.

Walking und Nordic Walking

Walking ist gelenkschonender als Jogging, aber intensiver als normales Gehen. Walken regt das Herz-Kreislauf-System an, aktiviert den Stoffwechsel und trainiert die Beinmuskulatur.

Ein Ganzkörpertraining erzielt man beim Nordic Walking: Durch den Einsatz von zwei Stöcken werden beim Gehen alle wichtigen Muskelpartien gekräftigt, ohne die Gelenke zu belasten. Ähnlich wie beim Skilanglauf werden auch die obere Rumpfmuskulatur sowie Schultern und Arme trainiert. Somit gehört Nordic Walking zu den perfekten Rückensportarten.

Um von den Vorteilen des Nordic Walkings zu profitieren, sollte man unbedingt die korrekte Technik erlernen.

Walking und Nordic Walking eignen sich sehr gut für Personen in jedem Alter, besonders aber für

---

CHECKLISTE

Kaufberatung: So finden Sie den passenden Laufschuh

- **Beratung:** Lassen Sie sich beim Kauf eines neuen Laufschuhs beraten! Ihre Füsse und Ihr Laufstil müssen von geschultem Personal angeschaut werden. Nehmen Sie sich genügend Zeit für den Schuhkauf. Am besten kaufen Sie Schuhe am Nachmittag, denn der Fuss dehnt sich im Laufe des Tages etwas aus.
- **Fusstyp:** Schuhe und Füsse müssen eine Einheit bilden. Wählen Sie ein Schuhmodell, das Ihrem Fusstyp entspricht.
- **Laufstil:** Sind Sie ein Vorfuss- oder Fersenläufer, haben Sie allenfalls einen Knick- oder einen Senkfuss? – Nehmen Sie die alten Laufschuhe mit ins Geschäft, wenn Sie neue kaufen wollen. Abnutzung und Verformungen sagen sehr viel aus über Ihren individuellen Laufstil und über eine allfällige Fehlstellung des Fusses.
- **Grösse:** Kaufen Sie nie zu kleine Laufschuhe. Ein Zentimeter Platzreserve vor den Zehen ist ideal (tragen Sie beim Schuhkauf die gleichen Socken wie beim Laufen).
- **Körpergewicht:** Der Fuss muss beim Aufsetzen das Drei- bis Fünffache des Körpergewichts aushalten. Deshalb brauchen schwere Personen Schuhe mit stärkeren Dämpfungseigenschaften. Schläge, die nicht abgefedert werden, gehen in die Gelenke und können zu Schmerzen im Knie, in den Hüften oder im Rücken führen.
- **Abnutzung:** Nach etwa 1200 km hat ein Trainingsschuh ausgedient. Stütz- und Führungseigenschaften sind dann ungenügend. Wenn Sie zweimal pro Woche jeweils eine Stunde laufen, hält der Schuh etwa ein Jahr. Wer täglich trainiert, sollte zwei Paar Laufschuhe besitzen, damit man abwechseln kann.
- **Qualität:** Sparen Sie nicht beim Kauf – Qualität hat ihren Preis: Ein guter Laufschuh kostet zwischen 100 und 250 Franken.

Einsteiger. Wie bei allen Laufsportarten sind gute Schuhe wichtig, die Stösse abfedern.

Jogging, Dauerlauf

Jogging oder Dauerlauf ist eine natürliche und rückenfreundliche Sportart – obwohl man immer wieder hört, Jogging schade den Gelenken. Läufer mit einer guten Lauftechnik klagen nur selten über Rückenbeschwerden. Sie profitieren sogar von der natürlichen «Bandscheibenmassage» durch den Wechsel von Belastung und Entlastung.

Ob man auf Asphalt, auf einem Naturweg im Wald, auf der Finnenbahn, auf der Kunststoffbahn im Stadion oder am Sandstrand läuft, spielt keine Rolle. Etwas Abwechslung ist sogar gut für den Körper und die Motivation. Wichtig ist aber, dass man die Laufschuhe und das Tempo dem Belag anpasst. Auf hartem Untergrund wie Asphalt und Naturwegen ist ein Laufschuh mit guter Dämpfung besser. Auf einer elastischen Kunststoffbahn oder auf den Holzschnitzeln einer Finnenbahn braucht es hingegen nur leicht dämpfende Sohlen. Ein Sandstrand ist sogar so weich, dass man am besten barfuss läuft.

In gewissen Fällen kann es sinnvoll sein, in den Laufschuhen Sporteinlagen zu tragen, die einer Fehlbelastung des Rückens vorbeugen. Beim Schuhkauf sollte man sich in jedem Fall zuerst beraten lassen (siehe Kasten links).

Beim Jogging lastet das Körpergewicht hauptsächlich auf den Fuss- und Kniegelenken. Für Übergewichtige ist die Sportart deshalb weniger gut geeignet. Besser ist für sie Nordic Walking, Schwimmen oder Velofahren. Auch Personen mit ausgeprägten X- oder O-Beinen sollten besser eine andere Sportart wählen.

Anfänger machen meistens den Fehler, dass sie zu schnell laufen. Beginnen Sie langsam und halten Sie sich an die Faustregel: Das Tempo ist richtig, wenn Sie sich beim Laufen gerade noch mit jemandem unterhalten können.

Gut für Anfänger ist ein Intervalltraining: ein Stück laufen, ein Stück marschieren und so weiter.

Skilanglauf

Skilanglauf im klassischen Stil gehört zu den perfekten Sportarten für den Rücken und den gesamten Bewegungsapparat. Die rhythmische Bewegung von Armen und Beinen, gemeinsam mit der aufrechten Haltung, kräftigen die Rumpf- und Beinmuskulatur sowie die Muskulatur des Schultergürtels. Auch Herz, Kreislauf und Atmung profitieren von dieser sanften Sportart. Dank dem Gleiten der Skis kommt es zu keinem belastenden Abstossen.

Das gilt nicht für die Skate-Technik. Diese erfordert viel Kraft in den Beinen und sollte nicht ohne vorheriges Beintraining ausgeübt werden. Für beide Stile gilt: Man sollte die Technik beherrschen.

Velofahren

Prinzipiell ist Velofahren sehr zu empfehlen. Es stärkt Herz und Kreislauf sowie die Bein- und etwas die Rumpfmuskeln. Das Auf und Ab der Beine ist günstig für die Bandscheiben. Das Velo trägt das Körpergewicht – ein Plus für alle Übergewichtigen.

Wer rückenfreundlich Velo fahren will, sollte den Lenker so hoch einstellen, dass der Oberkörper nur leicht nach vorne geneigt ist. Auf einem ungefederten Velo wird eine Position der Wirbelsäule von ca. 45 Grad empfohlen. Dabei sind Schultern und Nacken entspannt, das Körpergewicht ist gut auf Lenker, Sattel und Pedale verteilt. Um Schläge vom Vorderrad abzufedern, sollten Sie die Arme leicht gebeugt und locker halten.

Ungünstig sind sowohl die ganz aufrechte Haltung wie auch die vornübergebeugte Rennrad-Haltung. Eine aufrechte Haltung empfiehlt sich höchstens bei einem Velo mit gut gefedertem Sattel und nicht zu prall gepumpten Pneus. Andernfalls übertragen sich alle Schläge auf die Bandscheiben (siehe Kasten unten).

Das Fahren mit gekrümmtem Rücken wirkt sich besonders negativ auf die Bandscheiben aus. Rennräder und Mountain-Bikes sind deshalb nicht besonders rückenfreundlich. Denn die tiefe Lenkerposition fördert den Rundrücken und führt zu einer überstreckten Halswirbelsäule.

Das Biken im Gelände erfordert mehr Kraft und belastet die Wirbelsäule durch die Schläge. Für

TIPPS

Fahrkomfort auf dem Velo ist auch Einstellungssache

Wenn es im Kreuz zieht und im Nacken spannt, macht es Sinn, die Einstellungen von Sattel und Lenker unter die Lupe zu nehmen. Hier einige Anhaltspunkte:

■ **Sitzhöhe**: Wenn Sie auf dem Rad sitzen, sollte die Ferse des gestreckten Beines das Pedal gerade noch erreichen. Beim Fahren steht dann aber der Fussballen auf dem Pedal. So hat das Bein eine leichte Beugung. Sind Ihre Beine unterschiedlich lang, orientieren Sie sich am kürzeren Bein.
■ **Sattel:** Ob Damen- oder Herrensattel hängt nicht in erster Linie vom Geschlecht ab. Entscheidend ist vielmehr die Position am Rad: je aufrechter die Sitzposition, umso breiter der Sattel. Gute Fahrradhändler lassen Sie verschiedene Sättel ausprobieren, bevor Sie sich für einen entscheiden. Zu viel Neigung sollte der Sattel nicht aufweisen. Für die meisten Personen hat sich die waagrechte Einstellung bewährt.
■ **Lenkerhöhe:** Idealerweise ist der Lenker etwas höher als der Sattel. Dies erlaubt eine rückenschonende Rückenhaltung. Günstig ist eine leichte Neigung des Oberkörpers von etwa 45 Grad.
■ **Lenker und Lenkerneigung:** Ideal ist ein Lenker, der verschiedene Griffpositionen ermöglicht. Grundsätzlich darf die Position der Hände am Lenker aber nicht zu einem Blutstau führen oder Nerven und Bänder einklemmen.
■ **Pneus:** Je schmaler die Pneus, desto weniger können sie die Unebenheiten der Strasse abfedern. Wählen Sie deshalb breitere Pneus. Pumpen Sie diese hart auf, wenn Sie auf Asphalt fahren, um unnötige Reibung zu vermeiden, und lassen Sie etwas Luft entweichen, wenn Sie auf Naturstrassen fahren.

Jugendliche und Personen mit gesundem Rücken ist es aber unbedenklich. Allerdings sollte man vorher Bein- und Armmuskeln kräftigen, um die Schläge mit Armen und Beinen auffangen zu können und die Gelenke zu entlasten.

Schwimmen, Wassergymnastik

Schwimmen ist für Rückengeplagte besonders empfehlenswert: Es trainiert neben der Ausdauer auch die Rückenmuskeln. Ein weiterer Vorteil: Schwimmen reduziert die Schwerkraft. Das entlastet die Gelenke und Bandscheiben. Schwimmen eignet sich deshalb auch sehr gut für Übergewichtige. Das Schwimmen in warmen Bädern (z.B. Thermalbad) kann zudem muskuläre Verspannungen lösen.

Wichtig ist jedoch der Schwimmstil: Delfin- und Brustschwimmen führen zu einem Hohlkreuz und einer Überstreckung der Halswirbelsäule. Rückenschwimmen und Crawl dagegen sind optimal für die Wirbelsäule.

Ausgesprochen rückenfreundlich sind auch Wassertreten, Wasserjoggen und Wassergymnastik. Vor allem Patienten mit Arthrose geniessen im Wasser den Vorteil, ihre Muskeln zu kräftigen, ohne dabei die Gelenke zu überlasten.

Tanzen, Bauchtanz

Tanzen trägt dazu bei, dass der Körper in Schwung bleibt und ausreichend bewegt wird. Jazztanz, gymnastischer Tanz und andere Tanzformen führen nicht nur dazu, dass sich Verspannungen, bedingt durch einseitige Belastung, lösen, sondern tragen darüber hinaus zu einer guten Körperhaltung bei. Durch die vielseitigen Bewegungen werden unzählige Muskelgruppen angesprochen. Dies trägt nicht nur zu einer Kräftigung der Muskulatur bei, sondern auch zu deren Lockerung. Zudem hat die Musik einen entspannenden Einfluss.

Besonders zu empfehlen ist Bauchtanz. Das orientalische Tanzen fördert die Beweglichkeit und Geschmeidigkeit von Wirbelsäule und Becken. Die fliessenden Bewegungen sind gelenkschonend und trainieren zudem die Bauch- und Beckenbodenmuskulatur.

Gymnastik

Gymnastik kräftigt die Muskulatur und fördert die Beweglichkeit. Sie ist also grundsätzlich sehr zu empfehlen. Gymnastikkurse werden überall angeboten. Achten Sie darauf, dass eine qualifizierte Person den Kurs leitet.

Daneben gibt es spezielle Kurse für Haltungs- und Rückengymnastik. Diese sind besonders zu empfehlen, wenn Sie bereits unter Rückenbeschwerden leiden. Fragen Sie nach Ausbildung und Diplom der leitenden Person. Sie können sich auch von einer Physiotherapeutin ein massgeschneidertes Programm zusammenstellen lassen. Einige Übungen fürs Training zu Hause finden Sie auf Seite 31 ff.

Aerobic

Hier muss man unterscheiden zwischen High und Low Impact. Empfehlenswert ist Low Impact Aerobic (ohne Sprünge) unter kundiger Leitung. Eher abzuraten ist von High Impact Aerobic (mit Sprüngen). Wenn der Boden hart ist und der Schuh nicht genug dämpfend, können die Schläge beim schnellen Abstossen vom Boden die Gelenke schädigen. Gänzlich ungeeignet ist es für (Wieder-)Einsteiger. Sie werden dabei überfordert.

Pilates

Dieses anspruchsvolle Fitnesstraining ist in der Schweiz in den letzten Jahren sehr beliebt geworden. Erfunden hat es der deutsche Turner und Bodybuilder Joseph Hubert Pilates. Pilates wird oft auch bei Rückenleiden empfohlen, da es die Beckenboden-, Bauch- und Rückenmuskulatur kräftigt. Doch für Pilates braucht es eine professionelle Instruktion. Bücher und Videos eignen sich nicht für den Einstieg. Die Gefahr ist sonst gross, dass man die Übungen falsch macht und das Training dem Rücken schadet.

Besonders vorsichtig sollten Menschen sein, die nicht nur einem Rückenleiden vorbeugen wollen, sondern bereits Probleme mit Rücken, Gelenken oder Muskeln haben. Fachleute raten in diesem Fall sogar von Pilates-Kursen in einem Fitnesszentrum ab. Besser sind Kurse bei einem Trainer oder einer Trainerin mit einer medizinischen Grundausbildung. Solche Kurse gibt es in Physiotherapiepraxen und in Kliniken. Sie gewährleisten, dass Patienten mit Rückenschmerzen ein passendes Übungsprogramm erhalten und eine Fachperson überprüft, ob die Übungen richtig gemacht werden.

In jedem Fall sollte man darauf achten, dass das Training keine

---

CHECKLISTE

So finden Sie ein gutes Fitnessstudio

■ Ein gutes Studio beschäftigt nur Trainerinnen und Trainer, die gut ausgebildet sind und die Kunden kompetent anleiten und beraten. Melden Sie sich für ein Probetraining an. Fragen Sie den Trainingsberater nach seiner Ausbildung.

■ Wichtig ist, dass der Trainingsberater Sie gut einführt. Bevor Sie mit Trainieren beginnen, sollte er Sie über Ihre Probleme und den gewünschten Zweck des Trainings befragen.

■ Die beratende Person soll Ihnen ausführlich erklären, wie Sie die Geräte bedienen müssen und welche Muskeln jeweils trainiert werden. Sie soll beim ersten Training dabei sein und Sie kontrollieren. Auch später ist ab und zu eine Kontrolle angezeigt. Fragen Sie, wenn Ihnen etwas nicht klar ist. Das Trainingsprogramm soll nach einer gewissen Zeit neu zusammengestellt werden.

■ Lassen Sie sich nicht zu einer Vertragsunterschrift überreden. Studieren Sie die Unterlagen in Ruhe zu Hause, prüfen Sie nochmals, ob das Probetraining einen guten Eindruck auf Sie gemacht hat, und unterschreiben Sie nur, wenn keine Zweifel mehr bestehen.

uSchmerzen bereitet. Die Übungen dürfen zwar anstrengend sein. Sie sollen aber nicht wehtun.

Inlineskating, Schlittschuhlaufen

Weil beim Fahren die Rücken- und Rumpfmuskulatur gekräftigt wird, ist Inlineskating der ideale Sport für Leute, die unter Rückenproblemen leiden. Sehr gut geeignet ist die Sportart auch für Übergewichtige und Personen mit Knieproblemen. Denn im Vergleich zum Jogging werden die Gelenke beim Inlineskating kaum belastet. Dasselbe gilt auch fürs Schlittschuhlaufen – vorausgesetzt man verzichtet auf Sprünge.

Die Gefahren und Risiken liegen bei beiden Sportarten im Sturz. Sportverletzungen treten häufig auf, wenn die Sportart durch mangelnde Technik und/oder unzureichenden Trainingszustand nicht mehr kontrollierbar ist. Vermeiden Sie beim Inlineskaten in jedem Fall Überforderungen durch zu hohes Tempo, schwieriges Gelände und Fahren mit rundem Rücken.

Einsteiger sollten die richtige Fahr- und Bremstechnik in einem Kurs lernen. Kopf, Knie, Hände und Ellbogen sollten beim Skaten immer gut geschützt sein.

Krafttraining mit Geräten

Kräftige Muskeln entlasten die Wirbelsäule. Richtiges Krafttraining kann daher helfen, Defizite der Muskulatur zu beseitigen. Es eignet sich auch, um bestimmte Muskeln auf einen neuen Sport vorzubereiten, vor allem Rücken-, Bauch- und Beinmuskeln. Wer bereits Probleme hat mit dem Rücken, sollte vor Trainingsbeginn unbedingt einen Arzt aufsuchen.

Fitnessstudios bieten eine grosse Auswahl an Trainingsgeräten. Diese erlauben es, einzelne Muskelgruppen isoliert zu trainieren. Sie stützen den Körper so, dass die anderen Partien nicht belastet werden, und führen die Bewegung. Bei der Auswahl eines Sportstudios ist wichtig, dass qualifiziertes Personal mit Rat und Tat zur Seite steht (siehe Kasten Seite 54).

Die Übungen sollten individuell zusammengestellt und aufeinander abgestimmt sein. Der Widerstand muss am richtigen Ort ansetzen. Er soll sich der Kraft, die im Verlauf der Bewegung unterschiedlich gross ist, anpassen. Das Gewicht muss verstellbar sein. Falsches Training und zu

---

STICHWORT

Muskelkater

Muskelkater ist eine typische Sportverletzung, die sowohl Anfänger als auch Fortgeschrittene treffen kann. Er ist die Folge von feinsten Verletzungen in der Mikrostruktur des Muskels. Die Ursache ist also nicht – wie früher angenommen – eine Muskelverkrampfung wegen örtlicher Durchblutungsstörungen oder eine Übersäuerung des Muskels durch Stoffwechselprodukte.

Deshalb ist es auch nicht sinnvoll, den Muskelkater mit der Devise «Jetzt erst recht...» zum Verschwinden zu bringen. Vernünftiger ist ein lockeres, sehr sanftes Training ohne Schläge, zum Beispiel Velofahren oder Schwimmen. Massagen hingegen sind am Anfang verboten. Es kann einige Tage dauern, bis der Muskelkater abklingt – spezielle Heilmittel dagegen gibt es nicht.

hohe Gewichte an den Übungsgeräten schaden dem Rücken.

Geräte für den Heimgebrauch

Vorsicht ist mit Kraftgeräten für den Heimgebrauch geboten. Die Fitness-Industrie bietet unzählige Rückengeräte an. Am besten fragt man einen Physiotherapeuten oder eine Sportärztin um Rat, bevor man ein solches Gerät anschafft. Der Gesundheitstipp liess Fachleute mehrere angebotene Produkte bewerten. Das Resultat: Zum Vorbeugen von Rückenschmerzen sind die Geräte nicht unbedingt nötig. Ein paar wenige können einen Nutzen bringen:

- Mit einem Therapie-Gummiband lassen sich die Muskeln stärken.
- Ein Therapie-Kreisel kann die Beweglichkeit des Rumpfs fördern und die Haltung verbessern.
- Auf einem Ballkissen lässt sich die Rumpfmuskulatur stärken und die Bewegungs-Koordination verbessern.
- Übungen auf einer Balanciermatte können Verspannungen lösen.

Beim Kauf eines Geräts sollte man sich genau zeigen lassen, wie man damit richtig trainiert.

Und: Ein Krafttraining bringt nur etwas, wenn man die Übungen regelmässig zwei- bis dreimal pro Woche macht. Zusätzlich zum Krafttraining sollte man Ausdauersport und Dehnübungen machen.

Freizeitspass mit Nebenwirkungen

Golf

Eine immer beliebtere Sportart ist Golf. Wie beim Wandern ist die Belastung eher gering. Die weiten Strecken, die zurückgelegt werden, wirken sich jedoch positiv auf den Rücken aus. Beim Abschlag besteht aber die Gefahr, dass ausholende Arm- und Schulterbewegungen die Wirbelsäule überdehnen. Drehungen aus dem Rumpf und ein Hohlkreuz schaden dem Rücken ebenfalls.

Anfänger sollten deshalb unbedingt Trainingsstunden nehmen, um eine professionelle, rückenfreundliche Technik zu erlernen. Um Verletzungen, Rücken- und Gelenkprobleme zu vermeiden, sollten sich Golfer vor dem Spiel immer gut aufwärmen, zum Beispiel durch Gymnastik.

Windsurfen

Surfen kräftigt die stabilisierende Rumpfmuskulatur. Es kann aber die Wirbelsäule belasten, wenn das Segel mit rundem Rücken aus dem Wasser geholt wird, wenn die

---

TIPP

Kein Training bei akuten Schmerzen

Manche Hersteller von Heimgeräten werben auch damit, dass ihre Geräte nicht nur die Muskulatur stärken, sondern auch im akuten Schmerzstadium helfen. Experten warnen jedoch: Bei akuten Schmerzen ist kein Training sinnvoll, weil die Muskulatur gar nicht funktioniert. Zuerst muss der Schmerz weg sein, erst dann kann man mit einem Trainingsaufbau beginnen.

Haltung schlecht ist oder wenn mit zu grossem Segel gesurft wird. Wichtig ist, die richtige Technik in einer guten Schule zu lernen.

Tragen Sie einen Neoprenanzug, er schützt die Muskeln vor Unterkühlung. Ein Hüftsitztrapez entlastet den Rücken.

Segeln

Hauptproblem beim Segeln ist das Herumsitzen auf dem Boot. Da rückenfreundliche Sitzgelegenheiten auf Deck rar sind, ist es wichtig, selber auf eine gute Sitzhaltung zu achten.

Besonders an der Pinne, wo Sie längere Zeit sitzen, aber auch beim Dichtnehmen der Schoten sollten Sie Ihren Rücken gerade halten. Wechseln Sie ab mit den verschiedenen Tätigkeiten.

Üben Sie für alle Handgriffe auf dem Boot die richtige, rückenschonende Haltung, damit sie sitzt, wenns darauf ankommt.

Rudern

Rudern kräftigt die Rückenmuskulatur und stärkt Herz und Kreislauf. Ganz wichtig ist es aber, sich die richtige Technik anzueignen, sonst schadet dieser Sport dem Rücken.

Am besten melden sich Anfänger bei einem Ruderklub an. Dort lernen sie die richtige Technik: Der Rücken muss während des gesamten Bewegungsablaufs gerade gehalten werden. Und auch die Muskeln im Bauch und im Becken müssen angespannt sein. Sonst entsteht ein enormer Druck auf die gekrümmte Wirbelsäule, der die Bandscheiben schädigt.

Reiten

Reiten ist für die Wirbelsäule verträglich – vorausgesetzt, der Reiter hat Kondition, kräftige Rückenmuskeln und ein gutes Verhältnis zu seinem Pferd. Dann halten sich die Stauchungen in Grenzen.

Im Allgemeinen wirkt sich der rhythmische Wechsel zwischen Anspannen und Entspannen günstig auf die Bandscheiben aus, und das leichte Auf und Ab lockert Gelenke und Muskeln. Die Stösse, die das Pferd auf den Menschen überträgt, werden von einer kräftigen Muskulatur gedämpft.

Die grösste Gefahr beim Reiten sind die Stürze. Wer nur ab und zu aufs Pferd steigt und nicht «fest im Sattel sitzt», geht da ein höheres Risiko ein.

Reiten (ohne Sprünge) ist für Personen mit gesunder und leicht abgenutzter Wirbelsäule sehr zu empfehlen. Personen mit Osteoporose oder einem Bandscheibenvorfall sollten darauf verzichten.

Schädlich: Drehungen und ruckartige Stopps

Ski alpin

Auch das alpine Skifahren zieht den Rücken in Mitleidenschaft. Harte Buckelpisten und Sprünge stauchen die Wirbelsäule heftig. Wer Slalom fährt, setzt den Rücken starken Rotationsbelastungen aus.

Viele Menschen fahren zudem nur ein- oder zweimal im Jahr Ski und haben deshalb massive Defizite in Kondition und Technik. Das provoziert Verletzungen, besonders am Rücken. Wichtig ist, dass

Bein- und Rumpfmuskeln bereits gut trainiert sind, dass man nicht mit kalten Muskeln losfährt und die rückenfreundliche Technik beherrscht: Der Rücken bleibt dabei ruhig und gerade, die Knie sind locker. So werden die Schläge vor allem von den Beinen aufgefangen.

Tennis
Tennis gehört mit seinen ruckartigen Stopp- und Drehbewegungen zu den rückenschädlichen Sportarten. Besonders beim Aufschlag belastet die schnelle Drehung des Rumpfes den Rücken erheblich. Nur Profis beherrschen eine Aufschlagtechnik, die den Rücken nicht schädigt.

Wer Probleme hat mit der Wirbelsäule, sollte nicht zu häufig Tennis spielen, oder noch besser – auf diesen Sport verzichten.

Ball-, Mannschaftsspiele
Dazu gehören etwa Fuss-, Basket-, Handball, Hockey. Sie fordern die gesamte Muskulatur, trainieren das Herz-Kreislauf-System und bringen Spass und Kontakt. Die abrupten Bewegungen, raschen Stopps, dauernden Wechsel zwischen Ruhe und kurzem, schnellem Einsatz, Sprünge und Drehbewegungen belasten allerdings die Wirbelsäule und die Muskulatur. Damit steigt die Gefahr für Sportverletzungen. Eine gut trainierte Muskulatur ist daher eine Voraussetzung für solche Sportarten.

Alternative Bewegungsformen
Neben dem Sport gibt es noch andere Formen, sich zu bewegen, die hauptsächlich in Kursen angeboten werden. Es sind äusserst sanfte Methoden, die sich auch für ältere Leute oder solche mit Rückenschäden sehr gut eignen.

Teilweise können Sie die Übungen auch zu Hause machen. Es ist aber ratsam, die richtige Technik unter fachkundiger Anleitung in einem Kurs zu erlernen.

Alexandertechnik
Fehlhaltungen und falsche Bewegungsmuster können zu Verspannungen und Blockaden führen, die das Wohlbefinden beeinträchtigen. Diese Zusammenhänge erkannte der australische Schauspieler Frederick Matthias Alexander (1869–1955) schon früh. Aufgrund dieser Erkenntnis entwickelte er bereits vor mehr als hundert Jahren eine Haltungsschule, die auf den richtigen Gebrauch des Körpers abzielt.

Im Unterricht analysiert der Lehrer die Haltung und Bewegungen eines Schülers in alltäglichen Situationen wie beim Sitzen, Stehen und Liegen. Indem der Schüler

---

TIPPS

Von diesen Sportarten ist abzuraten

■ Trampolinspringen staucht die Wirbelsäule.
■ Kraft- und Wurfsportarten wie Stemmen, Gewichtheben, Ringen, Kugelstossen, Speerwerfen: Diese Sportarten belasten den Rücken durch die enormen Kräfte, die auf die Wirbelsäule einwirken.

alltägliche Bewegungen bewusst und langsam ausführt, soll er selber spüren, was seine Beweglichkeit einschränkt und welche Bewegungsabläufe unnötig viel Kraft kosten. Der Schüler lernt dann, sich natürlich zu halten und ungünstige Bewegungen zu verändern. Das harmonische Bewegen soll auch ein inneres Gleichgewicht bewirken.

Feldenkrais

Die Feldenkrais-Methode geht auf den Physiker und Verhaltensphysiologen Moshé Feldenkrais (1904–1984) zurück. Hier geht es darum, seinen Körper und die Art, sich zu bewegen, bewusst wahrzunehmen, angelernte Muster aufzudecken und Neues auszuprobieren. Dies soll auch seelisch etwas bewegen und zu mehr innerer Freiheit führen.

Es wird einzeln oder in Gruppen geübt, meist im Liegen. Bei der Gruppenarbeit «Bewusstheit durch Bewegung» führen die Teilnehmer einfache Übungen aus, die ihnen helfen, beweglicher zu werden.

In der Einzelstunde «Funktionale Integration» arbeitet der Therapeut am Körper und versucht so, die Haltung zu verbessern und die Beweglichkeit zu erweitern.

Eutonie

Die Eutonie ist eine Bewegungsschule, die es ermöglichen soll, die Körperspannung zu regulieren, seinen eigenen Rhythmus und optimale Bewegungsabläufe zu finden. Die schwedische Physiotherapeutin Gerda Alexander (1908–1994)

CHECKLISTE

Bei Kursen beachten

- Die Gruppe soll nicht zu gross sein, sodass die Leiterin oder der Leiter die Übersicht hat und auch korrigieren kann, wenn Sie etwas nicht richtig machen. Die Erklärungen müssen verständlich sein. Die Kursleiterin oder der Kursleiter darf nicht forcieren. Er soll die persönlichen Grenzen respektieren.
- Fragen Sie nach der Ausbildung der leitenden Person.
- Besuchen Sie eine Probelektion.
- Erkundigen Sie sich beim betreffenden Verband, ob die Schule anerkannt ist (Adressen Seite 108 f.).

---

entwickelte die Technik aus der Erfahrung, dass Blockaden oder Verspannungen den Menschen daran hindern, seinen Körper richtig zu nutzen.

«Eutonie» lässt sich mit «gute Spannung» übersetzen. Beim Üben richtet sich die Aufmerksamkeit auf die Körperspannung (Tonus), deren Spektrum von locker bis verkrampft reichen kann. Dabei lernt der Übende seinen Körper in Ruhe und in Bewegung kennen. Mit bewusst durchgeführten Bewegungsabläufen wird ein Spannungsausgleich im ganzen Körper angestrebt.

Yoga

Seit Jahrtausenden ist Yoga in der indischen Kultur verwurzelt und gilt dort als spiritueller Weg, der durch verschiedene Praktiken zur «erlösenden Erleuchtung» führen soll. Im Westen praktiziert man Yoga seltener mit einem spirituellen Ziel, sondern hauptsächlich, um das seelische und körperliche Wohlbefinden zu steigern. Meist beschränkt man sich deshalb auf die Körper- und Atemübungen des Hatha-Yoga. Sie dienen hauptsächlich als Beweglichkeits-, Fitness- und Entspannungstraining.

Viele verbinden Yoga mit der Vorstellung von abenteuerlichen Körperverrenkungen. Zwar gibt es im Hatha-Yoga tatsächlich Stellungen (Asanas), die man erst nach längerem Training schafft, doch die meisten Übungen sind auch für unsportliche und weniger gelenkige Menschen einfach zu erlernen. Yoga kann bis ins hohe Alter ausgeübt werden.

Die Haltungen werden so langsam wie möglich eingenommen, dann verharrt man einige Zeit ruhig in jeder Stellung und entspannt die Muskeln, die nicht beteiligt sind. Eine wichtige Rolle spielt dabei die richtige Atmung.

Yoga fördert die Durchblutung, Spannkraft und Beweglichkeit des Körpers. Muskeln, Sehnen und Bänder werden gedehnt und gekräftigt. Vor allem profitieren davon die Rückenmuskulatur und die Wirbelsäule.

Anfänger sollten mit einfachen Yoga-Übungen beginnen und dabei nichts forcieren. Wichtig ist es, die Grenzen des Körpers zu akzeptieren. Andernfalls werden Muskeln, Sehnen und Bänder überstrapaziert.

Wer nicht ganz gesund ist, sollte den Arzt fragen, bevor er mit dem regelmässigen Training beginnt. Dies gilt besonders für Personen mit Rückenproblemen oder mit hohem Blutdruck.

Tai Chi Chuan (Taijiquan)

Tai Chi Chuan (auch Taijiquan) oder kurz Tai Chi ist eine alte chinesische Kampf- und Bewegungskunst, die ihren Ursprung in der Philosophie des Taoismus hat. Es

Kampftechniken: Karate, Kung Fu, Taekwon-Do, Aikido, Judo

Asiatische Kampftechniken sind an sich nicht gesundheitsschädlich. Nur fehlerhafte Ausführung oder nachlässige Trainer machen die Sache manchmal ungesund.

Für Rückenpatienten sehr vorteilhaft ist, dass östliche Kampfkünste das Selbstbewusstsein stärken und eine gute Körperhaltung fördern. Man muss wach sein, dabei aber immer locker bleiben. Besonders Karate, Taekwon-Do und Kung Fu helfen auch, Ärger und Wut zu kanalisieren, in Kraft zu verwandeln und diese kontrolliert einzusetzen.

Im Training werden die Muskeln gekräftigt und gedehnt und so auf die kampfspezifischen Übungen vorbereitet. Anfänger machen im freien Kampf teilweise unkontrollierte Bewegungen, die den Rücken belasten können. Im Judo und Aikido geht es auch darum, den Gegner aus dem Gleichgewicht zu bringen. Das lockere Fallen wird im Training zwar geübt, bis man es beherrscht, kann es für Personen mit geschädigtem Rücken problematisch sein. Fragen Sie gegebenenfalls Ihren Arzt, ob die Sportart für Sie geeignet ist.

Wichtig ist, die Techniken sorgfältig und kontrolliert einzuüben. Suchen Sie sich eine gute Schule aus, die auch Wert legt auf die Philosophie. Nehmen Sie an einer Probelektion teil.

gibt Stile des Tai Chi, die zur Selbstverteidigung eingesetzt werden können. Charakteristisch sind die langsamen, fliessenden Bewegungen, die in völliger Entspanntheit ausgeführt werden.

In China haben sich im Laufe der Jahrhunderte genau festgelegte Bewegungsabläufe herauskristallisiert, die zu sogenannten Formen aneinander gefügt werden. Der Übende «durchtanzt» diese Formen ohne Pausen. So bleibt er über mehrere Minuten in einem kontinuierlichen Bewegungsfluss. Dies sieht manchmal so aus, als ob jemand gegen einen unsichtbaren Gegner kämpfen würde. Daher spricht man gelegentlich auch von «Schattenboxen».

Tai-Chi-Übungen sollen die Lebensenergie (Chi oder Qi) im Körper harmonisch fliessen lassen und damit die Gesundheit fördern (siehe auch Seite 75 f.).

Die Bewegungen beim Tai Chi wirken sich positiv auf das Herz-Kreislauf-System und den Bewegungsapparat mit seinen Knochen, Knorpeln, Bändern, Sehnen und Muskeln aus. Mit regelmässigem Üben von Tai Chi können Verspannungen gelöst und die Beweglichkeit selbst im hohen Alter verbessert werden.

Qi Gong

Qi Gong ist eine alte Therapietechnik, die tief verwurzelt ist in der traditionellen chinesischen Medizin. Übersetzt bedeutet Qi Gong «an der Lebensenergie arbeiten». Nach Auffassung der chinesischen Medizin sind Krankheiten Ausdruck einer Störung im Fluss der Lebensenergie (Qi oder Chi). Nach dieser Vorstellung ist es möglich, gegen Krankheiten vorzugehen, indem man die Lebensenergie gezielt in die «richtigen Bahnen» lenkt. Die Mittel dazu sind spezielle Körperhaltungen und Bewegungen, bewusste Atmung und Meditation.

Qi Gong ähnelt dem Tai Chi. Doch während der Körper beim Tai Chi dauernd in Bewegung ist, gibt es beim Qi Gong auch Übungen in Ruhe, die man mit dem autogenen Training oder dem Yoga vergleichen kann. Das Qi wird hierbei mittels Atemtechnik und Vorstellungskraft an den gewünschten Ort gelenkt. Qi-Gong-Übungen können im Liegen, Sitzen, Stehen und Gehen durchgeführt werden.

6 Körper und Seele
Belastete Seele – verspannter Rücken

Stress, Leistungsdruck, ungelöste Probleme: Es gibt zahlreiche psychische und soziale Faktoren, die Rückenbeschwerden auslösen können. Deshalb genügt es oft nicht, Rückenprobleme nur medizinisch anzugehen. In vielen Fällen ist es nötig, neben dem Rückgrat auch die Seele des Patienten zu stärken.

Rückenschmerzen sind tückisch, weil sie sich scheinbar einfach erklären lassen. Und allzu oft verführen sie Betroffene und Ärzte zum vermeintlich nahe liegenden Schluss: Wenn es andauernd wehtut im Kreuz, müssen Abnutzung und Verschleiss an der Wirbelsäule die Ursache sein.

Doch heute weiss man: Rückenschmerzen sind ein komplexes Geschehen zwischen Körper und Seele. Neben körperlichen Ursachen spielen auch psychische und soziale Faktoren eine mindestens ebenso bedeutsame Rolle (siehe Kasten unten).

Bei acht von zehn Patienten mit Rückenschmerzen findet der Arzt auf dem Röntgenbild keine krankhaften Veränderungen an der Wirbelsäule. Umgekehrt gibt es viele Menschen mit lädierten Bandscheiben oder geschädigten Wirbelknochen, die selten oder gar nie Rückenschmerzen haben.

Ob jemand zum Rückenpatienten wird, hängt folglich nicht allein davon ab, wie stark der Rücken beansprucht wird. Belastungen wie schweres Heben oder andauerndes Sitzen können zwar der Wirbelsäule schaden, sie müssen aber nicht zwingend zu einem Rückenleiden führen. Kommen jedoch psychische Belastungen wie Stress, Überforderung oder Unzufriedenheit hinzu, steigt das Risiko, von Rückenschmerzen heimgesucht zu werden.

Weil Körper und Seele eine Einheit bilden, wirken sich seelische Belastungen über Muskeln und Bänder auch auf die Wirbelsäule aus. Stress und Leistungsdruck können die Spannung der Musku-

---

CHECKLISTE

Psychische und soziale Faktoren für Rückenweh

In Untersuchungen haben sich immer wieder bestimmte Verhaltensweisen gezeigt, die typisch sind für Rückenpatienten. Dazu zählen folgende Persönlichkeitsmerkmale:
- zu hoher Leistungsanspruch
- übertriebene Hilfsbereitschaft
- mangelnde Konfliktfähigkeit
- überangepasstes Verhalten
- übertriebener Durchhaltewille
- mangelnde Durchsetzungskraft.

Auch soziale und seelische Umstände können Rückenbeschwerden begünstigen:
- Probleme am Arbeitsplatz oder im privaten Umfeld
- Unzufriedenheit mit der Arbeit (Unterforderung, Monotonie)
- schlechte berufliche Qualifikation
- drohender Arbeitsplatzverlust
- Überforderung, Stress, Angst
- Niedergeschlagenheit, Depression.

latur erhöhen. Eine ständig angespannte Rückenmuskulatur ermüdet schneller, führt zu Schmerzen und stellt für das allgemeine Wohlbefinden ein zusätzliches Handicap dar. Andauernde Schmerzen wiederum verleiten zu einer vermeintlich schonenden, aber falschen Haltung. Oder sie können so belastend werden, dass sie zu einer Depression führen.

Seelische Verstimmungen wie Niedergeschlagenheit, Unsicherheit oder Lustlosigkeit drücken sich häufig auch in der Körperhaltung aus – und die kann unter Umständen krank machen. Wie eng der Zusammenhang zwischen Psyche und Rücken ist, wird auch durch bestimmte Redewendungen deutlich – zum Beispiel:
- hartnäckig, halsstarrig,
- Rückgrat zeigen, Haltung bewahren, vor jemandem buckeln,
- durchhängen, geknickt sein,
- etwas auf die leichte Schulter nehmen.

Nicht nur den Rücken – auch die Seele stärken

Mediziner und Patienten müssen umlernen. Statt sich automatisch – und ausschliesslich – auf abgenutzte Bandscheiben oder geschädigte Wirbelknochen als alleinige Quellen von Rückenschmerzen zu konzentrieren, sind auch psychische und soziale Ursachen der Schmerzen aufzudecken (siehe Kasten links).

Denn viele Ärzte haben erkannt: Bei Patienten mit chronischem Rückenleiden kommt man mit Fango, Massage oder Krankengymnastik oft nicht weiter. In solchen Fällen ist es nötig, neben dem Rückgrat auch die Seele des Patienten zu stärken.

Von dieser Erkenntnis gehen die neuen Therapieansätze aus, die immer auch eine Verhaltens- oder Körpertherapie mit einschliessen. Dadurch lernen die Betroffenen nicht nur mit dem Schmerz umzugehen, sondern auch wie sich ihre eigenen Handlungen positiv oder negativ auf den Körper auswirken. Als äusserst förderlich wirken sich auch Entspannungstechniken aus (siehe Seite 64 ff.).

Wie Studien zeigen, lässt sich durch eine medizinisch-psychologische Behandlungsweise der Teufelskreis bei chronischen Rückenschmerzen häufig durchbrechen.

Wichtig: Zögern Sie nicht, psychologische Unterstützung in Anspruch zu nehmen, wenn Sie das Gefühl haben, mit medizinischer Hilfe allein nicht weiterzukommen. Sprechen Sie mit einem Arzt Ihres Vertrauens.

IN DIESEM KAPITEL

- 62 Psychische und soziale Faktoren können Rückenprobleme begünstigen
- 63 Auch die Seele braucht Stärkung
- 64 Entspannung: Erholung für Körper und Geist
- 65 Autogenes Training
- 65 Meditation
- 66 Atemtherapie
- 67 Biofeedback
- 68 Muskelentspannung nach Jacobson
- 68 Funktionelle Entspannung nach Fuchs
- 69 Konzentrative Bewegungstherapie

6
Körper und Seele

Entspannen: Das beste Mittel gegen Stress

Das wirksamste Mittel gegen Stress ist Entspannung. Doch viele Menschen haben es verlernt, sich zu entspannen. Die Fähigkeit, den Alltag «loszulassen», zur Ruhe zu kommen und sich wieder auf sich selbst zu besinnen, ist jedoch der unverzichtbare Gegenpol zum heutigen Lebensstil. Entspannung gibt Körper und Geist die Möglichkeit, sich zu regenerieren und wieder ins Gleichgewicht zu kommen.

Möglichkeiten zur Entspannung gibt es viele: Neben gezielt eingesetzten Entspannungstechniken, die auf den folgenden Seiten beschrieben sind, gibt es eine ganze Reihe Tätigkeiten, die Stress abbauen. Dazu zählt alles, was wir gern und mit Freude tun: sportliche Aktivitäten, Lesen, Musik hören, Tanzen, Singen oder auch Nichtstun.

Durch gezielte Entspannung kann man die Muskulatur und hautnahe Blutgefässe entspannen, Herz-Kreislauf-, Atmungs- und Verdauungssystem beeinflussen und Schmerzen lindern. Doch Entspannung beeinflusst auch seelische Prozesse. Sie wirkt angstlösend und kann innere Blockaden und damit verknüpfte Störungen auflösen. In tiefer Entspannung ist es möglich, verborgene Fähigkeiten zu entdecken. Dies stärkt das Selbstbewusstsein und das Selbstvertrauen.

Wer eine Entspannungstechnik lernen möchte, kann aus einem breiten Kursangebot auswählen. Die einen Methoden setzen auf Haltungs- und Bewegungsschu-

---

CHECKLISTE

Schmerztagebuch: Erster Schritt zur Veränderung

Wer häufig unter Rückenschmerzen leidet, sollte mögliche Ursachen nicht nur im körperlichen Bereich suchen. Auch seelische Belastungen können bei Beschwerden eine Rolle spielen. Ein Schmerztagebuch ist nützlich, um sich über Folgendes klar zu werden:
- Wann treten die Schmerzen auf?
- Was verstärkt sie?
- Was verbessert den Zustand?
- Welche psychischen Faktoren könnten eine Rolle spielen (Angst, Niedergeschlagenheit, Ehrgeiz, zu hoch gesteckte Ziele)?
- Welche sozialen Faktoren (Stimmung am Arbeitsplatz, Konflikte, private Probleme)?
- Welche körperlichen Faktoren (Bewegungsmangel, einseitige Belastung, schlecht eingerichteter Arbeitsplatz)?

Listen Sie mögliche Gründe für Ihre Rückenprobleme auf. Auf einer zweiten Liste notieren Sie, was sich auf Ihre Schmerzen und auf Ihren Gemütszustand positiv auswirkt.

Überlegen Sie, was Sie alleine oder mit fachlicher Hilfe verbessern wollen. Suchen Sie auf der positiven Liste, was Sie verstärken können. Vielleicht entdecken Sie weitere Möglichkeiten – zum Beispiel: Entspannung, Licht, Wärme, menschliche Nähe, Bewegung, Malen, Musik.

lung, andere versuchen über Atemtechniken zum Ziel zu kommen und wieder andere arbeiten mit meditativen Elementen. Für welche Methode man sich letztlich entscheidet, hängt stark von der eigenen Motivation und Persönlichkeit ab.

Wichtig: Achten Sie unbedingt auf eine gut ausgebildete, kompetente Kursleitung (siehe Kasten Seite 68).

Autogenes Training

Das autogene Training ist in Europa eine weit verbreitete und anerkannte Entspannungstechnik. Die Wirksamkeit der Methode ist in vielen Studien bestätigt worden. Durch autogenes Training ist man in der Lage, seine Körperfunktionen so zu beeinflussen, dass man sich selber jederzeit in einen Zustand der Ruhe und Entspannung versetzen kann.

Geübt wird im Liegen oder entspannten Sitzen mit geschlossenen Augen. Der Trainer gibt an, auf welchen Körperteil man seine Konzentration lenken soll und welche Körperempfindung man sich dabei vorstellen soll. Hilfsmittel sind einfache, formelhafte Sätze, die man sich im Geist immer wieder vorsagt, zum Beispiel «Der rechte Arm wird schwer», «Der rechte Arm wird warm». Durch diese stetig wiederholten Gedanken stellen sich die Empfindungen nach einiger Zeit tatsächlich ein. Schrittweise wendet man sich anderen Körperbereichen zu und lernt, die Entspannung auf den ganzen Körper auszudehnen.

> **TIPP**
>
> **Stress und Konflikte gut bewältigen**
>
> Konflikte sollten Sie nicht verdrängen, sondern austragen. Auch mit Stress sollten Sie lernen, sinnvoll umzugehen. Kurse in Konfliktbewältigung und Stressmanagement werden etwa auch an Volkshochschulen oder anderen Institutionen der Erwachsenenbildung angeboten. Achten Sie unbedingt auf einen kompetenten Veranstalter und verlangen Sie zuvor ein detailliertes Kursprogramm (siehe auch Kasten Seite 68).

Autogenes Training baut auf zwei Stufen auf: In der Unterstufe lernt man durch Selbstsuggestion, körperliche Vorgänge zu beeinflussen. Die Oberstufe befasst sich zusätzlich mit seelischen Vorgängen und dem Erleben von inneren Bildern.

Nach etwa sieben bis acht Wochen beherrscht man die Grundtechnik. Anfänglich sollte man regelmässig üben – am besten dreimal täglich während einiger Minuten. Später genügen schon wenige Minuten, um sich tief zu entspannen.

Meditation

Meditieren ist ursprünglich eine spirituelle Praxis, die in allen grossen Religionen verankert ist. Vor allem in Indien, Japan und im gesamten buddhistischen Raum nimmt die Meditation auch heute noch einen hohen Stellenwert im Alltag der Menschen ein. Die unterschiedlichen Meditationsformen und -techniken können aber auch vollkommen frei und unabhängig von religiösen Überzeugungen ausgeübt werden.

Bei der Meditation geht es darum, alle äusseren Einflüsse auszuschalten und ganz bei sich zu sein. In der Regel setzt man sich zum Meditieren hin und konzentriert sich auf den Atem, auf einen Gegenstand im Raum, ein inneres Bild oder ein einzelnes Wort.

Ziel ist es, durch intensive Konzentration das Bewusstsein vom fortlaufenden Gedankenfluss zu lösen. Aufsteigende Regungen, Gefühle und Gedanken werden zwar wahrgenommen, doch man lässt sie vorüberziehen, ohne ihnen weiter nachzugehen. In ihrer höchsten Stufe strebt Meditation den Zustand einer «gedanklichen Leere» an, bei dem das Bewusstsein für neue Erkenntnisse und (spirituelle) Erfahrungen geöffnet wird.

Meditation ist keine Entspannungstechnik im eigentlichen Sinne. Während herkömmliche Methoden primär das vegetative System beeinflussen, verändert sich beim Meditieren auch der Bewusstseinszustand. Körperliche Entspannung tritt beim Meditieren gleichsam als positive «Nebenwirkung» ein.

Meditation beruhigt den Geist und schafft Distanz zu den äusseren Dingen. So gewinnt man grössere Ruhe und mehr Gelassenheit im Alltag. Auch die Kreativität und geistige Leistungsfähigkeit werden durch Meditation gefördert.

Meditation erfordert Disziplin und regelmässige Übung. Am besten lernt man in einer Gruppe unter fachkundiger Anleitung zu meditieren. Empfohlen wird eine Übungsdauer von 30 Minuten täglich, möglichst zur selben Tageszeit und am selben Ort. Meditation ist kein «Schnellverfahren» – es kann Jahre dauern, bis man tiefe Meditationszustände erfährt.

Atemtherapie

Unser körperliches und seelisches Wohlbefinden ist eng mit der Atmung verbunden: Wenn wir entspannt und zufrieden sind, atmen wir tief und ruhig, in schwierigen Lebenssituationen dagegen eher flach und gepresst. Umgekehrt können wir den Atem durch spezielle Techniken auch willkürlich steuern und sowohl den Organismus wie auch den emotionalen Zustand positiv beeinflussen.

Bei zahlreichen Entspannungstechniken wie zum Beispiel Yoga, Meditation oder Eutonie spielt die «richtige» Atmung eine wichtige Rolle (siehe auch Seite 59).

Atmen ist in der Regel ein unbewusster Vorgang. Viel falsch machen kann man dabei nicht – sollte man meinen. Doch kaum jemand atmet heute noch instinktiv richtig. Dauerstress, Hektik, ungelöste Probleme, Bewegungsmangel, Übergewicht, verkrampftes Sitzen und Fehlhaltungen schneiden vielen Menschen den Atem ab.

Die Folge: Die meisten Menschen atmen «flach» in den Brustraum und haben es verlernt, gleichmässig tief in den Bauch hinein zu atmen. Flache Brustatmung nutzt jedoch die Kapazität der Lunge nicht voll aus, die Muskeln und Organe werden zu wenig mit Sauerstoff versorgt. Das beeinträchtigt das gesamte Wohlbefinden.

Die Atemtherapie versucht diese Defizite auszugleichen. Mit gezielten Übungen kann man der Fehlatmung vorbeugen und entgegensteuern. Zudem lässt sich die Atemtechnik so verfeinern, dass sich die Sauerstoffaufnahme in der Lunge erhöht.

Atemtherapie kann Muskelverspannungen, Stress und Ängste lösen, psychosomatische Störungen beheben, Haltungsschäden beeinflussen und das Gefühlsleben stabilisieren.

Es gibt verschiedene therapeutische Richtungen und Schulen, um die Atmung zu verbessern. Die bekanntesten sind:

■ **Atemschulung nach Middendorf:** Im Zentrum stehen das Wahrnehmen und Erleben des Atems und die Empfindungen, die damit verbunden sind.

■ **Integrale Atemtherapie nach Wolf:** Eine Kombination von Atem- und Bewegungsübungen, die Körper und Seele positiv beeinflussen sollen.

■ **Atemgymnastik und Atemmassage:** Atemübungen werden mit Streck- und Dehnübungen oder Massagetechniken verbunden.

Biofeedback

Der Begriff Biofeedback umschreibt die Rückmeldung (Feedback) biologischer Signale: Elektronische Sensoren von Biofeedback-Geräten können Blutdruck, Atmung, Herzfrequenz, Muskelspannung, Körpertemperatur und Hirnströme messen und die Daten in optische und akustische Signale umsetzen.

Auf diese Weise ist es möglich, verschiedene Körpervorgänge bewusst zu machen. Der Betroffene sieht oder hört sofort, was im Körper geschieht. Im weiteren Verlauf der Behandlung lernt er, Körperfunktionen, die normalerweise unbewusst ablaufen, willentlich zu kontrollieren.

In der Regel wird Biofeedback von speziell geschulten Ärzten, Psychologen sowie Psycho- und Physiotherapeuten angewendet. Auch Trainer im Leistungssport

---

TIPPS

Übung macht den Meister

■ Für alle Entspannungstechniken gilt: Übung macht den Meister! Es kann Wochen oder Monate dauern, bis man eine Methode beherrscht.

■ Reservieren Sie sich jeden Tag eine Viertelstunde für Ihre Übungen. Ziehen Sie sich dazu in einen ruhigen Raum zurück und sorgen Sie dafür, dass Sie während dieser Zeit ungestört bleiben (Telefon ausstecken!).

■ Entspannungsübungen führen nur dann zum Erfolg, wenn man gewillt ist, tatsächlich etwas an sich selbst zu ändern. Fehlt diese Motivation, nützt alles Üben nichts.

■ Entspannung löst keine Probleme. Wer eine Entspannungstechnik missbraucht, um vor sich selbst und seinen Alltagsproblemen zu fliehen, lähmt die Eigeninitiative.

■ Bei einigen Entspannungstechniken (z.B. Meditation, Atemtherapie, Feldenkrais-Einzelsitzungen) können Gefühle und seelische Probleme aufbrechen. Ungenügend geschulte Therapeuten oder Lehrer können das möglicherweise nicht auffangen.

■ Psychisch kranke Menschen mit Angstneurosen, schweren Depressionen und Suizidgedanken sollten keine Entspannungstechniken ausüben.

Körper und Seele

arbeiten häufig mit Biofeedback. Durch Biofeedback lässt sich sehr effizient lernen, wie man rasch einen Zustand der Entspannung herbeiführen kann.

Die Behandlung dauert unterschiedlich lange. Ziel ist es, dass der Übende die Entspannung auch ohne Rückmeldung durch das Biofeedback-Gerät steuern kann. Etwa 10 bis 25 Sitzungen sind dazu nötig, die am besten täglich durchgeführt werden.

Muskelentspannung nach Jacobson

Die Entspannungsmethode nach Jacobson beruht auf der Technik des Anspannens und Entspannens bestimmter Muskelgruppen. Man ballt zum Beispiel die Faust einige Sekunden lang und lässt anschliessend wieder locker.

Die Anspannung führt dazu, dass die Muskulatur stark durchblutet wird. In der Entspannungsphase wird dies als durchströmende Wärme empfunden. Beim Üben stellt sich wohltuende Ruhe und Entspannung ein.

Diese Methode eignet sich speziell zur Entspannung in akuten Stresssituationen, bei Nervosität, Schlafstörungen, Schmerzen und Ängsten. Auch Muskelverspannungen können durch gezieltes Üben behoben werden.

Es gibt praktisch für alle Muskelgruppen spezielle Übungen. Die Entspannungstechnik ist einfach zu erlernen. Wer sie beherrscht, kann die Übungen täglich oder bei Bedarf durchführen.

Funktionelle Entspannung nach Fuchs

Die funktionelle Entspannung ist eine körperorientierte Entspannungstherapie, die durch bewusste Atemtechnik und leichte Bewegungen das Unterbewusstsein der Patienten erreichen will. Mit Hilfe von Handlungsanweisungen und «Spielregeln», die der Therapeut dem Patienten vorgibt, sollen auf körperlicher Ebene Prozesse aus-

---

CHECKLISTE

So finden Sie die richtige Entspannungsmethode

■ Neben ausgebildeten Fachleuten, die anerkannte Methoden anbieten, praktizieren auch zahlreiche selbst ernannte Therapeuten zum Teil fragwürdige Verfahren. Das macht es schwierig, seriöse Angebote von unseriösen zu unterscheiden. Erkundigen Sie sich bei Ihrer Krankenkasse, ob im Rahmen der Gesundheitsvorsorge Kurse angeboten werden. Oder wenden Sie sich an eine Vereinigung anerkannter Lehrer bzw. Therapeutinnen und Therapeuten (Adressen siehe Seite 108 ff.). Fragen Sie nach «Schnupperkursen», bei denen Sie einen ersten Eindruck erhalten.

■ Wenn Sie eine Entspannungstechnik ausprobieren, lassen Sie sich am besten von Ihren Empfindungen leiten. Sie sollten sich mit der Methode wohl fühlen und einen «guten Draht» finden zum Lehrer oder Therapeuten. Geben Sie nicht vorschnell auf, vielleicht braucht dies etwas Zeit. Möglicherweise aber ist eine andere Technik für Sie passender.

gelöst werden, die sich unmittelbar auf die Psyche auswirken.

Gehemmte Bedürfnisse und Gefühle können sich in körperlichen Blockaden äussern. Der Patient kann diese über die Bewegung selbst wahrnehmen und zum Ausdruck bringen. Um die Selbstwahrnehmung zu fördern, wird die Aufmerksamkeit auf den Atem und auf die Körperempfindungen gelenkt.

Das Einatmen wird in der Vorstellung mit Bewegungen nach oben verbunden, die Ausatmung mit dem Abgeben von Lasten («loslassen»). Durch das Loslassen von Überspannung normalisiert sich der Atem, Verkrampfungen und Verspannungen lassen nach.

Die Methode will dem Patienten neue Möglichkeiten und Grenzen im Umgang mit dem eigenen Körper aufzeigen. Diese Erfahrungen sollen den Patienten befähigen, die eigenen positiven Ressourcen in Alltagssituationen besser auszuschöpfen.

Konzentrative Bewegungstherapie (KBT)

Unser Erleben und Tun findet im Körper statt und drückt sich in unserem Körper aus. Die konzentrative Bewegungstherapie geht davon aus, dass sich alle Erfahrungen des Menschen nicht nur seelisch niederschlagen, sondern dass sie auch eine «verkörperte» Lebensgeschichte des Menschen ergeben. Diese «Verkörperung» ist wahrnehmbar in Körperempfindungen, in Haltungen, Fehlhaltungen und im Verhalten sowie in Spannungen oder Verspannungen. Der zentrale Punkt bei der KBT ist es, diesen Zusammenhängen nachzuspüren und sie bewusst zu erleben.

KBT ist nicht nur eine Entspannungstechnik, sondern auch eine tiefenpsychologisch fundierte Psychotherapie. Die therapeutische Arbeit besteht aus Bewegungsangeboten und Gesprächsteilen.

Mit geschlossenen Augen wendet man sich in Ruhe und Bewegung konzentriert dem eigenen Körper zu. Die Übungen zur körperlichen Wahrnehmung werden zum Teil mit Gegenständen oder auch gemeinsam mit anderen Teilnehmern der Gruppe durchgeführt.

Durch Ausprobieren und Vergleichen wird das eigene Handeln und die eigene Lebenshaltung bewusst gemacht und eingefahrene Verhaltensmuster gegebenenfalls in Frage gestellt. So werden Veränderungen vorbereitet.

Erlernen kann man KBT mit ausgebildeten Psychotherapeuten sowohl in Gruppen- als auch in Einzeltherapien.

> **BUCHTIPP**
>
> **Alternative Heilverfahren**
>
> Mehr über Entspannungstechniken und körperorientierte Therapien lesen Sie im Gesundheitstipp-Ratgeber «Alternative Heilmethoden». Bestellen können Sie das Buch für 32 Franken (inkl. Versand) unter Tel. 044 253 90 70 oder im Internet auf www.gesundheitstipp.ch/Buchshop.

7 Schmerzen
Bewegung hilft fast immer

Rückenschmerzen können quälend sein. Doch meist verschwinden die Schmerzen nach einiger Zeit von alleine. Ausgiebige Bettruhe und Schonung sind allerdings tabu. Im Gegenteil: Die beste Therapie ist Bewegung. Damit lässt sich zudem verhindern, dass die Schmerzen zu einem ständigen Begleiter werden.

Wer noch nie Rückenschmerzen hatte, gehört zu einer kleinen Minderheit. Acht von zehn Personen erwischt es mindestens einmal im Leben: Ein eingeklemmter Nerv, Hexenschuss, ein Bandscheibenvorfall oder verspannte Muskeln machen dann das Leben zur Hölle.

Der «Rückenreport Schweiz 2011» der Rheumaliga zeigt, dass 80 Prozent von über 1000 befragten Personen einmal pro Jahr bis mehrmals wöchentlich unter Rückenschmerzen leiden. Das bedeutet, dass es in der Schweiz 4,6 Millionen betroffene Frauen und Männer gibt. Die meisten sind im Alltag durch ihre Rückenbeschwerden beeinträchtigt, rund 15 Prozent sogar stark. Die Hauptproblemzone für die Menschen ist das Kreuz und der untere Rücken.

Doch zum Glück verschwinden die Schmerzen nach kurzer Zeit meist von alleine. Es ist also nicht immer nötig, gleich einen Arzt aufzusuchen, wenn der Rücken schmerzt. Manchmal bringen bereits einfache Hausmittel eine Linderung.

Hausmittel: Schmerzen selber aktiv bekämpfen

Akute Schmerzen sind immer ein Signal, dass mit dem Körper irgendetwas nicht stimmt. Sie sollen letztlich vor ernsthaften Verletzungen schützen. Vielleicht wollen uns Rückenschmerzen einfach dazu auffordern, das Leben etwas ruhiger anzugehen.

Hilfreich bei Rückenschmerzen ist alles, was zur Entspannung beiträgt. Dies können Bäder oder Wickel sein (siehe Seite 71 f.) oder eine Massage (siehe Seite 87 ff.). Ausgiebige Bettruhe und Schonung sind hingegen die falsche Therapie. Trotz Schmerzen ist es wichtig, aktiv zu bleiben und sich zu bewegen (siehe Kasten Seite 72).

■ **Richtig lagern**
Häufig mindert es die Schmerzen, wenn Sie den Rücken entlasten. Probieren Sie, welche Lage für Sie am angenehmsten ist.
■ Legen Sie in Rückenlage die Beine im rechten Winkel auf einen Stuhl oder eine dicke Lage Kissen. Diese Stellung hilft meist bei Hexenschuss und Ischias.
■ Rollen Sie eine Decke zusammen oder falten Sie eine Wolldecke. Legen Sie sich bäuchlings darüber. Schieben Sie ein Kissen unter die Füsse.
■ Legen Sie sich mit angezogenen Knien auf die Seite.
■ Setzen Sie sich an einen Tisch, Füsse etwas auseinander. Nehmen Sie ein Kissen. Verschränken Sie die Arme darauf und legen den Kopf auf die Unterarme.

IN DIESEM KAPITEL

70 Bei akuten Schmerzen:
Oft helfen einfache Hausmittel
75 Therapien lindern den Schmerz:
Krankengymnastik, Akupunktur, TENS
77 Anhaltende Schmerzen:
Den Teufelskreis durchbrechen
78 Medikamente: Schmerzmittel
können für kurze Zeit sinnvoll sein
82 Ein neuer Ansatz: Kombitherapie

■ Kälte

Bei akuten Entzündungen hilft es oft, die schmerzende Stelle zu kühlen. Dies geht am besten mit einer speziellen Kältepackung (Cold-Pack) aus der Drogerie. Auch ein Plastiksack mit zerstossenen Eiswürfeln erfüllt diesen Zweck. Um die Haut zu schützen, legen Sie ein Tuch dazwischen. Der Körper sollte warm sein, wenn Sie Kälte anwenden.

Einen kühlenden Umschlag können Sie mit Quark herstellen: Quark aus dem Kühlschrank auf ein Leinentuch streichen und auf die schmerzende Stelle legen.

Vorsicht: Wenn Sie Eisbeutel oder kalte Packungen zu lange auflegen, kann die Haut Kälteschäden erleiden. Sie sollten diese Mittel nicht anwenden, wenn das Temperaturempfinden gestört ist.

■ Wärme

Chronische Schmerzen und verspannte Muskeln sollten Sie mit Wärme behandeln. Auch bei Hexenschuss und Ischias kann Wärme schmerzlindernd wirken. Am besten legen Sie sich für kurze Zeit mit einer Wärmeflasche oder einem Heizkissen auf der schmerzenden Stelle ins Bett. Aber übertreiben Sie es nicht mit der Wärme – sonst droht Verbrennungsgefahr. Dies gilt besonders für ältere Menschen und Personen mit gestörtem Temperaturempfinden.

ABC-Wärmepflaster aus der Apotheke haben denselben Effekt. Ihr Vorteil besteht darin, dass man sich damit ungehindert bewegen kann.

Auch ein warmes Bad kann wohltuend sein (maximal 38 Grad). Ein Badezusatz, der die Muskeln entspannt (Majoran, Lavendel, Kamille, Melisse), unterstützt die Wirkung. Wenn Sie Zusätze verwenden, um die Durchblutung anzuregen, sollte das Wasser maximal 36 Grad warm sein.

Sie können in der Drogerie auch ein Schlammbad kaufen und dieses nach Vorschrift anwenden.

Vorsicht: Heisse Bäder belasten den Kreislauf. Sie sollten deshalb nicht länger als 10 bis 20 Minuten in der Badewanne bleiben. Am besten ruhen Sie sich danach eine Weile zugedeckt aus.

TIPP

Wärme oder Kälte?

■ Grundsätzlich gilt bei akuten Entzündungen oder Muskelzerrungen: Kälte.
■ Bei chronischen Schmerzen oder Muskelverspannungen: Wärme.

Nicht jede Person spricht aber gleich an auf Kälte und Wärme und empfindet dasselbe als wohltuend. Ob Ihnen Wärme oder Kälte hilft, müssen Sie durch Ausprobieren selber herausfinden.

■ **Wickel**

Bei chronischen Rückenschmerzen, Hexenschuss oder abgenützten, schmerzenden Gelenken sind warme Wickel geeignet. Es ist von Vorteil, wenn Ihnen eine andere Person den Wickel anlegen und entfernen kann.

■ Tauchen Sie ein Leinentuch in etwa 45 Grad heisses Wasser. Wringen Sie es aus.

■ Prüfen Sie auf der Innenseite des Unterarms, ob das Wasser nicht zu heiss ist.

■ Legen Sie das feuchte Tuch auf die schmerzende Rückenpartie (Kreuz, Brustwirbelsäule, Hals) und ziehen Sie es straff bis zur Vorderseite. Darüber kommt ein längeres Baumwoll- oder Leinentuch, das Sie um den Rumpf wickeln und mit Sicherheitsnadeln befestigen. Bei Schmerzen im Schulter- oder Nackenbereich ziehen Sie das Tuch zur Brust und kreuzen es dort. Die Tücher sollen keine Falten bilden.

■ Das Ganze können Sie mit einer weiteren wärmenden Stoffschicht umgeben.

■ Am besten legen Sie sich mit dem Wickel ins Bett. Schützen Sie die Matratze mit einer Plastikunterlage.

■ Bleiben Sie etwa 20 Minuten gut zugedeckt im Wickel liegen. Entfernen Sie ihn dann und trocknen Sie sich gut ab.

■ Ruhen Sie noch einige Minuten im warmen Bett.

Noch wirksamer sind **Wickel mit einem Zusatz.** Tauchen Sie dazu das Wickeltuch in Salzwasser (100 Gramm Salz auf fünf Liter Wasser) oder in einen Heublumensud (zwei bis drei Hand voll Heublumen mit vier bis fünf Litern heissem Wasser übergiessen und absieben).

Zu empfehlen ist auch ein **Kartoffelwickel.** Da die Kartoffeln die Wärme gut speichern, bleibt der Wickel länger warm. Sie können ihn 60 bis 90 Minuten einwirken lassen.

TIPP

Bewegen statt schonen

Rückenschmerzen verleiten dazu, zu Hause auf dem Sofa zu liegen und sich zu schonen. Doch genau dies sollten Sie nicht tun. Die beste Therapie bei Rückenweh ist Bewegung.

■ Halten Sie bei Rückenschmerzen nicht länger als zwei Tage Bettruhe.

■ Versuchen Sie, Ihre alltäglichen Tätigkeiten möglichst schnell wieder aufzunehmen. Sie sollten möglichst rasch wieder so aktiv sein wie vorher.

■ Um wieder in Schwung zu kommen, können Sie während der ersten drei Tage ein Schmerzmittel einnehmen (siehe Seite 78 ff.).

■ Wenn Sie noch keinen Sport treiben, dann nutzen Sie alltägliche Gelegenheiten, um fit zu werden: Treppensteigen, zu Fuss gehen statt das Auto zu benutzen, beim Sitzen und Stehen auf eine gute Haltung achten (siehe Seite 24 ff.).

■ Machen Sie zu Hause leichte Rückengymnastik. Besonders hilfreich ist es, die Muskeln zu dehnen (Übungen siehe Seite 31 ff.).

Ein Pfund Kartoffeln kochen, zerdrücken und in einen Leinensack einfüllen. Diesen verschliessen und auf die schmerzende Stelle legen. Einwickeln wie oben beschrieben. Verwenden Sie wenn möglich biologische Kartoffeln.

Weitere Möglichkeiten sind warme **Moor-**, **Fango-** oder **Schlammpackungen**.

Vorsicht: Bleiben Sie nie in einem erkalteten Wickel liegen. Wickel und Packungen belasten den Kreislauf. Wenn Sie sich unwohl fühlen, beenden Sie die Behandlung.

Wenden Sie bei Entzündungen keine Wickel an. Schwangere sollten Wickel mit Zusätzen nicht im Bereich von Rücken und Bauch anwenden, da die Gefahr vorzeitiger Wehen besteht.

■ **Salben**
Viele Betroffene schätzen Salben und Gels, die man direkt auf die schmerzende Stelle aufträgt. Je nach Inhaltsstoffen wirken die Präparate schmerzstillend, muskelentspannend oder sie fördern die Durchblutung. Oft enthalten die Salben Substanzen, die wärmen oder kühlen. Verwenden Sie kühlende Salben bei Entzündungen, wärmende sind geeignet bei Verspannungen.

Schmerzstillende Salben wirken meist weniger stark als Medikamente zum Einnehmen, sie belasten aber die inneren Organe nicht.

■ **Kneippsche Wassergüsse**
Bei Verspannungen im Schulterbereich: Halten Sie die Unterarme bis zu den Ellbogen ein bis zwei Minuten in ein Becken mit kaltem Wasser (bis 18 Grad).

Bei Hexenschuss, Ischias, Schmerzen und Verspannungen im unteren Rücken ist ein aufsteigender Lumbalguss zu empfehlen. Allerdings geht das nur zu zweit. Man kann den Guss mit einem Schlauch oder einer Giesskanne ausführen.

Stellen Sie einen Plastikhocker in die Badewanne und setzen Sie sich darauf. Die Hilfsperson soll nun den Bereich der Lendenwirbelsäule und des Kreuzbeins begiessen. Den Wasserstrahl jeweils in Richtung Herz führen.

Beginnen Sie mit Wasser in Hauttemperatur und steigern Sie

> **TIPP**
>
> ## In diesen Fällen zum Arzt
>
> Die meisten Rückenschmerzen können Sie selbst lindern. In manchen Fällen ist aber ein Arztbesuch unerlässlich:
> - wenn die Beschwerden nach drei Tagen nicht deutlich besser werden,
> - wenn Sie immer wieder unter Rückenschmerzen leiden,
> - wenn der Rücken jeweils morgens stark schmerzt,
> - wenn sich die Symptome nicht auf den Rücken beschränken,
> - wenn Sie ein stärkeres Schmerzmittel benötigen.
>
> **Alarmsignale:** Bei bestimmten Anzeichen besteht die Gefahr, dass ein Nerv geschädigt ist. Suchen Sie unverzüglich einen Arzt auf:
> - wenn Lähmungen auftreten,
> - wenn Beine, Arme oder das Gesäss gefühllos werden,
> - wenn Sie Mühe haben mit dem Stuhlgang oder beim Harnlösen,
> - wenn Sie Blase oder Darm nicht mehr kontrollieren können.

> **TIPP**
>
> ### Rauchstopp lindert Beschwerden
>
> Rückenwehpatienten, die rauchen, können ihre Schmerzen mit einem Rauchstopp wirksam bekämpfen. Eine Studie zeigte, dass Schmerzmittel und Physiotherapien bei vielen Rauchern kaum Wirkung zeigten. Doch als sie mit dem Rauchen aufhörten, verschwanden die Rückenschmerzen innert acht Monaten.
>
> Fachleute gehen davon aus, dass das Nikotin die Blutzufuhr zu den Wirbeln einschränkt. Dadurch gelangt zu wenig Sauerstoff an die Bandscheiben und lässt sie schneller altern. Zudem sind Raucher auch häufig schmerzempfindlicher als Nichtraucher.

allmählich auf 43 Grad. Beenden Sie den Guss, wenn sich die Haut rötet. Ruhen Sie sich nach dem Guss eine Viertelstunde gut zugedeckt aus.

Vorsicht: Nicht anwenden bei akutem Rheuma und anderen akuten Entzündungen.

■ Akupressur

Akupressur ist eine Druckmassage, die in der chinesischen Medizin einen festen Platz hat. Bei uns wird sie oft angewendet, um Verspannungen und Schmerzen zu bekämpfen. Die Methode ist auch zur Selbstbehandlung gut geeignet.

Je nach Ort des Schmerzes massiert man mit den Fingerkuppen bestimmte Punkte auf den Energieleitbahnen (Meridianen). Am besten lassen Sie sich von einer Fachperson zeigen, welche Punkte bei Ihren Beschwerden in Frage kommen, wie Sie diese finden und wie Sie drücken sollen. Zur Anleitung gibt es auch gute Bücher.

■ Zilgrei

Der Begriff Zilgrei geht auf die Begründer der Methode, Adriana Zillo und Hans Greissing, zurück. Zilgrei besteht aus verschiedensten Selbstbehandlungen. Diese fördern die Beweglichkeit der Gelenke und entspannen die Muskeln. Man führt sie immer in jene Richtung oder auf jener Seite aus, die nicht schmerzt. Deshalb kann man Zilgrei auch bei starken Schmerzen anwenden.

Wichtig beim Zilgrei ist auch eine bestimmte Atemtechnik, die vom Yoga abgeleitet ist (siehe Seite 59). Ergänzend zu den Übungen massiert diese durch feines Bewegen die Wirbelsäule.

Zilgrei eignet sich für Personen jeden Alters. Einzig Leute, die so gebrechlich sind, dass bereits normale Körperbewegungen gefährlich sind, oder Personen mit stark erhöhtem Blutdruck dürfen Zilgrei nicht anwenden.

Die Autoren Greissing und Zillo empfehlen, während einer Zilgrei-Therapie keine Schmerzmittel einzunehmen. Ebenfalls sollte man auf Yoga, Gymnastik und Massage verzichten, bis man sich völlig schmerzfrei bewegen kann.

Wer Zilgrei zur Selbstbehandlung anwenden möchte, findet eine ausführliche Anleitung in den Büchern «Zilgrei gegen Rückenschmerzen» oder «Zilgrei gegen Kopf- und Nackenschmerzen» (beide sind als Taschenbücher im Goldmann-Verlag erschienen). Es ist jedoch ratsam, sich von einer Zilgrei-Therapeutin in die Methode einführen zu lassen.

Therapien bei Rückenproblemen

Nicht immer gelingt es, Rückenschmerzen mit Bädern, Wickeln, Salben oder anderen sanften Hausmitteln zu kurieren. Dann kann möglicherweise eine Therapie weiterhelfen. In Frage kommen alle Behandlungsmethoden, die im Kapitel «Manuelle Therapien» ab Seite 84 vorgestellt werden. Daneben gibt es weitere therapeutische Möglichkeiten.

■ Krankengymnastik/ Physiotherapie

Ähnlich wie bei Rückenschulungsprogrammen wird bei der Krankengymnastik (Bewegungstherapie, Physiotherapie) versucht, Schäden am Bewegungsapparat durch eingeübte Bewegungen abzuwenden oder zu mildern. Die Physiotherapeutin, der Physiotherapeut hilft Rückenpatienten ihre Haltung zu verbessern und leitet sie zu gymnastischen Übungen an, welche die Beschwerden lindern und sie wieder beweglicher machen.

Streckbehandlungen und Spannungsübungen, Kräftigung der Muskulatur, entspannende Lagerung und das Einüben normaler und rückenschonender Bewegungsabläufe gehören dazu.

Krankengymnastik ist nur sinnvoll, wenn Sie die Übungen selbständig zu Hause weiterführen. Denn bei der Bekämpfung der Schmerzen und der Stärkung des Rückens kommt, es auf ein dauerhaftes Engagement an!

Eine physiotherapeutische Praxis bietet häufig noch weitere Behandlungsformen an, um Rückenschmerzen zu behandeln (z.B. Fango, Elektrotherapie, Massage, Akupunktur). Eine Physiotherapie wird von der Ärztin oder vom Arzt verordnet.

Rückenschmerzen und traditionelle chinesische Medizin

Die traditionelle chinesische Medizin (TCM) behandelt Körper, Geist und Seele als Einheit und beschränkt sich nicht auf einzelne Organe. Weil Rückenschmerzen oft aus einer Kombination von körperlichen und seelischen Ursachen entstehen, kann TCM für Betroffene eine Alternative zur Schulmedizin sein.

Für die chinesische Medizin ist der Mensch ein von Energie durchströmtes Wesen. Diese Energie gehört entweder dem Yin- oder Yang-Prinzip an. Die beiden Kräfte sind entgegengesetzte Pole, die gemäss taoistischem Weltbild die Eckpfeiler für alles Leben sind.

Gesund ist jemand, wenn sich Yin und Yang im Gleichgewicht befinden. Dann kann die Lebensenergie «Qi» ungehindert fliessen. Ist der Fluss gestört, entsteht Krankheit. Dann müssen Yin und Yang ausgeglichen werden.

Um Yin und Yang wieder ins Lot zu bringen, kennt die TCM verschiedene Möglichkeiten. Dazu gehören Behandlungen mit Arzneien, Akupunktur, Akupressur, Tai Chi und Qi Gong, die Anwendung von Wärme (Moxa) und eine angepasste Ernährung. Wer sich für eine solche Behandlung interessiert, sollte sich an einen gut ausgebildeten Therapeuten wenden (Adressen siehe Seite 108 ff.).

Buchtipp: Gesundheitstipp-Ratgeber «Alternative Heilmethoden». Erhältlich für 32 Franken (inkl. Versand) unter Tel. 044 253 90 70 oder www.gesundheitstipp.ch/Buchshop.

> **CHECKLISTE**
>
> ## Unseriöse Therapien erkennen
>
> Ausserhalb der Schulmedizin bieten zahlreiche Therapeuten Hilfe bei Rückenschmerzen an. Manche können tatsächlich die Schmerzen lindern. Andere sind völlig nutzlos und sehr teuer. Bei den folgenden Hinweisen sollten Patienten hellhörig werden:
> - Der Therapeut weiss schon nach wenigen Minuten, was einem fehlt.
> - Er verspricht eine rasche und komplette Heilung.
> - Er wirbt mit Patienten, denen er geholfen hat.
> - Er stellt die Methode als risikolos und nebenwirkungsfrei dar.
> - Er äussert sich abschätzig über die Schulmedizin.
> - Der Therapeut drängt, sofort mit der Behandlung zu beginnen. Andernfalls werde sich die Situation dramatisch verschlechtern.
> - Die Kosten sind nicht klar und übersichtlich aufgelistet. Manchmal wird auch eine Vorauszahlung verlangt.
> - Berufsbezeichnung und Ausbildung des Therapeuten sind unklar.

■ Akupunktur

Akupunktur ist Teil der traditionellen chinesischen Medizin (siehe Kasten Seite 75) und wird auch bei uns mit Erfolg eingesetzt, um Schmerzen zu lindern. Die Therapie beruht auf der Vorstellung, dass die universelle Lebensenergie Qi in Energiebahnen (Meridianen) fliesst, die den Körper durchziehen. Nach Vorstellung der chinesischen Medizin entstehen Krankheiten, wenn dieser Energiefluss blockiert ist, weil im Körper ein Ungleichgewicht besteht zwischen den Kräften Yin und Yang.

Auf den Meridianen gibt es Punkte, wo man von aussen her auf den Fluss des Qi einwirken kann. Werden solche Punkte durch feine Nadeln gereizt, wird entweder Energie zu- oder abgeführt. Damit kann das blockierte Qi wieder zum Fliessen gebracht werden.

■ Transkutane elektrische Nerven-Stimulation (TENS)

Für die transkutane elektrische Nerven-Stimulation (TENS) werden Elektroden auf die Haut geklebt, deren Stromimpulse tiefer liegende Nerven reizen. Daher auch die Bezeichnung Reizstrombehandlung. Die Stromimpulse lösen Muskelverspannungen und verbessern die Beweglichkeit. Ausserdem können die elektrischen Reizimpulse auch Schmerzen lindern. TENS kann deshalb auch eine wirksame Behandlungsmöglichkeit bei chronischen Rückenschmerzen darstellen.

■ Verhaltenstherapie

Die Verhaltenstherapie zählt zu den psychotherapeutischen Verfahren. Zusammen mit einem Therapeuten oder einer Therapeutin wird versucht, durch Gespräche und Übungen bestimmte Angewohnheiten und Einstellungen zu beeinflussen. Wie im Kapitel «Körper und Seele» beschrieben, gibt es die unterschiedlichsten Gründe für die Entstehung von Rückenschmerzen (siehe Seite 62 ff.). Häufig kommen körperliche Belastung und seelischer Stress zusammen. Diese Methode ist besonders für Patienten geeignet, die über einen längeren Zeitraum unter Rückenschmerzen leiden.

Wichtig: Suchen Sie einen kompetenten Therapeuten mit einer staatlich anerkannten Ausbildung (siehe Kasten Seite 88). Erkundigen Sie sich bei Ihrer Krankenkasse, ob sie die Behandlung zahlt.

Anhaltende Schmerzen: Den Teufelskreis durchbrechen

Jede vierte Person mit Rückenbeschwerden leidet chronisch oder wiederkehrend an ihren Beschwerden, Frauen häufiger als Männer.

Wenn die Schmerzen anhalten, geraten viele nach Wochen und Monaten in einen Teufelskreis: Um den Schmerzen auszuweichen, meiden sie Bewegung und nehmen eine Schonhaltung ein. Das bringt zunächst Erleichterung, lässt aber andere Muskeln auf Dauer verkrampfen. Die Folge sind noch mehr Schmerzen. Schliesslich kommen Angst, Resignation und soziale Isolierung dazu. Die Gefahr, dass die Schmerzen chronisch werden, wächst – mit schlimmen Folgen für die Patienten.

Inzwischen weiss man genauer, was dabei im zentralen Nervensystem passiert: Ständig starke Schmerzreize im Rückenmark können Nervenzellen verändern und machen sie überempfindlich. Betroffene empfinden dann schon leichte Reize als Qual. Es entwickelt sich eine Art Schmerzgedächtnis, das kaum wieder zu löschen ist.

Erst die Schmerzen lindern – dann aktiv werden

Eine wirksame Schmerztherapie mit Medikamenten, Akupunktur oder Reizstrom kann verhindern, dass Rückenschmerzen chronisch werden. Die Schmerzbehandlung richtet sich nach der Intensität der Schmerzen und hat das Ziel, die Beschwerden zu lindern und die Beweglichkeit zu erhalten.

TIPP

Die Schmerzen zuerst beobachten – dann zum Arzt

Wenn die Rückenschmerzen anhalten, sollte ein Arzt Sie gründlich untersuchen. Im Vordergrund stehen dabei nicht nur mögliche körperliche Ursachen, sondern auch soziale und seelische Faktoren, die zu Verspannungen führen (siehe Seite 62 ff.).
Bevor Sie zum Arzt gehen, sollten Sie die Schmerzen genau beobachten. So können Sie ihm wichtige Hinweise geben, welche die Diagnose erleichtern.
- Wo schmerzt es?
- Wie ist der Schmerz: stechend, dumpf, brennend, spitz, ziehend, bohrend, schneidend, elektrisierend, klopfend? Ist er gleichmässig stark, zu- und abnehmend, kurz, lang andauernd, auf andere Körperteile ausstrahlend oder begrenzt?
- Wann sind die Schmerzen aufgetreten? Können Sie sie mit irgendetwas verbinden?
- Wann ist der Schmerz besonders stark, wann schwächer, oder ist er die ganze Zeit über gleichmässig stark?
- Was vermindert die Schmerzen, was verstärkt sie?
- Gibt es ausser den Rückenschmerzen weitere Symptome?

Sobald die Schmerzen weitgehend erträglich sind, können die Patienten wieder aktiv werden. Dann sollten sie so rasch wie möglich unter fachlicher Anleitung mit einem Trainingsprogramm für den Rücken beginnen. Sinnvoll ist eine Rückenschule, wo man lernt, sich im Alltag und bei der Arbeit rückengerecht zu verhalten.

Zur modernen Schmerztherapie gehören auch Physiotherapie, Entspannungsübungen und Bewegung. Diese Kombination verbessert auch die Lebensqualität von Patienten, deren Schmerzen bereits chronisch geworden sind.

Endlich ohne Beschwerden! Neuen Schmerzen vorbeugen

Wenn die Schmerzen nachlassen, gilt es künftigen Schmerzattacken vorzubeugen. Sobald es der Zustand des Rückens erlaubt, sollten Sie Ihre alltäglichen Tätigkeiten wieder aufnehmen. Wenn Sie sich vorher nur wenig bewegt haben, dann fangen Sie spätestens jetzt damit an!

- Nutzen Sie alltägliche Gelegenheiten, um den Rücken zu stärken: Legen Sie kürzere Wege zu Fuss oder mit dem Velo zurück. Benutzen Sie die Treppe statt den Lift.
- Walking, Schwimmen und Radfahren trainiert die Muskulatur, ohne den Rücken zu belasten.
- Dehnen, mobilisieren und kräftigen Sie Ihre Muskeln mit Rückengymnastik.
- Schonen Sie Ihren Rücken bei belastenden Tätigkeiten zu Hause und am Arbeitsplatz (siehe Seiten 24 ff. und 38 ff.).
- Achten Sie auch auf das seelische Wohlbefinden. Lernen Sie eine Entspannungstechnik (siehe Seite 64 ff.).
- Versuchen Sie Übergewicht loszuwerden. Auch dieses Gewicht belastet den Rücken (siehe Kasten Seite 22).

Schmerzmittel: Nicht für den Dauergebrauch

Wenn die Schmerzen Sie in Ihren alltäglichen Aktivitäten behindern, kann es sinnvoll sein, für kurze Zeit ein rezeptfreies Schmerzmittel einzunehmen. Es hilft, möglichst schnell wieder auf die Beine und in Bewegung zu kommen. Dadurch werden Bewegungstherapien oft erst möglich.

Wenn Sie ein Mittel länger als eine Woche einnehmen, sollten Sie dies mit Ihrem Arzt absprechen. Denken Sie immer daran: Schmerzmittel unterdrücken nur die Schmerzen, ohne aber das Übel selbst zu beseitigen (siehe Kasten rechts).

Schmerzmittel für leichte Schmerzen

Alle Schmerzmittel, die nicht zur Gruppe der Opiate gehören, wirken direkt auf die Nervenzellen im Körper. Sie sind weniger stark. Gegenüber den Opiaten haben sie zwei Vorteile: Sie lindern nicht nur Schmerzen, sondern sind auch fiebersenkend und teilweise entzündungshemmend. Eingesetzt werden sie bei leichteren bis mittleren Schmerzen.

Die heute verwendeten Wirkstoffe sind Paracetamol, Acetylsalicylsäure, Ibuprofen, Diclofenac, Naproxen und die rezeptpflichtige Mefenaminsäure. Sie alle wirken rasch.

■ **Paracetamol:** Wenn Paracetamol in normaler Dosierung und nicht über längere Zeit geschluckt wird, verursacht es nur sehr selten Nebenwirkungen. Nicht zuletzt deshalb ist es besonders geeignet für Kinder und Menschen mit Magenbeschwerden. Schwangere, Stillende, Personen mit Leber- und Nierenproblemen sollten Paracetamol nur nach Rücksprache mit ihrem Arzt oder ihrer Apothekerin einnehmen.

■ **Acetylsalicylsäure** (ASS) wird seit mehr als hundert Jahren gegen Schmerzen und Fieber eingesetzt (Aspirin). Im Vergleich zu Paracetamol verursacht es im Magen-Darm-Trakt aber häufiger Beschwerden. Zudem kann Acetylsalicylsäure allergische Reaktionen und Asthmaanfälle auslösen. Neue Studien haben gezeigt, dass dies öfters der Fall ist, als Asthmatiker vermuten. Allergiker und Asthmakranke sollten deshalb auf Paracetamol ausweichen. Ebenfalls aus Sicherheitsgründen sollte man Kindern besser Paracetamol verabreichen.

■ **Ibuprofen:** Auch niedrig dosierte Ibuprofen-haltige Mittel sind ohne Rezept erhältlich. Ibuprofen verursacht ähnliche Nebenwirkungen wie Acetylsalicylsäure. Deshalb gelten für die Anwendung die gleichen Einschränkungen.

> **CHECKLISTE**
>
> **Umgang mit Schmerzmitteln**
>
> ■ Schmerzmittel sind nie Mittel der ersten Wahl. Versuchen Sie zunächst anders gegen den Schmerz vorzugehen: mit Entspannungsübungen, Massagen, kalten Umschlägen oder autogenem Training.
> ■ Nehmen Sie Schmerzmittel nie über längere Zeit ein, ohne den Arzt zu informieren. Suchen Sie Ihre Ärztin auf, wenn die Schmerzen immer wieder zurückkehren.
> ■ Falls Schmerzmittel über längere Zeit verschrieben werden: Fragen Sie Ihren Arzt, ob die Einnahme wirklich notwendig ist und ob es Alternativen gibt.
> ■ Verwenden Sie Schmerzmittel genau nach Vorschrift. Überschreiten Sie nie die in der Packungsbeilage angegebene Maximaldosis.
> ■ Vermeiden Sie wenn möglich Medikamente, die mehrere Wirkstoffe (z.B. Koffein) enthalten.
> ■ Wenn Sie andere Medikamente einnehmen oder an einer chronischen Leber-, Nieren- oder Lungenkrankheit leiden: Informieren Sie den Arzt und die Apothekerin

■ **Diclofenac:** Seit einigen Jahren ist Diclofenac in der Dosierung zu 12,5 mg ohne Rezept erhältlich (z.B. Tonopan neue Formel, Dolo Voltaren). Höher dosierte Produkte zu 50 mg oder mehr sind weiterhin rezeptpflichtig.

■ **Naproxen:** Um Schmerzen zu lindern, kann auch Naproxen verwendet werden. Niedrig dosiert ist es gleich verträglich wie die anderen Produkte. Die niedrig dosierten Produkte sind in der Apotheke ohne Rezept erhältlich.

■ **Mefenaminsäure:** Weil Mefenaminsäure rezeptpflichtig ist, meinen viele, die anderen Wirkstoffe – Paracetamol, Acetylsalicylsäure,

Ibuprofen, Diclofenac und Naproxen – würden weniger stark wirken. Das ist ein Irrtum. Denn Mefenaminsäure ist nur aufgrund selten auftretender Nebenwirkungen der Rezeptpflicht unterstellt und deshalb kein Mittel der Wahl. Vorsichtig damit umgehen sollten Asthmatiker, Menschen mit Magen-Darm-Problemen und schweren Herz-, Leber- und Nierenbeschwerden.

Opiate: Medikamente für sehr starke Schmerzen

Opiate und die mit ihnen verwandten **Opioide** wirken direkt aufs Schmerzzentrum im Gehirn ein und lindern Schmerzen sehr wirksam. Das prädestiniert sie für die Behandlung von starken Schmerzen. Aber nicht nur das: Sie reduzieren auch die geistige Aktivität, beseitigen Angstgefühle und wirken euphorisierend – und machen süchtig. In der Schmerztherapie kommen sie deshalb erst zum Einsatz, wenn andere Schmerzmittel zu wenig wirken.

Rheumamittel und Kortison

Nichtsteroidhaltige Schmerz- und Rheumamittel wirken schmerzlindernd und entzündungshemmend. Die fortschreitende Zerstörung der Gelenke halten sie nicht

Schmerzmittel mit Koffein – besser nicht!

Schmerzmittel zählen zu den Medikamenten mit dem grössten Abhängigkeitspotenzial. Vor allem Präparate, die Koffein enthalten, regen zum Missbrauch an.

Immer mehr Menschen greifen bei Schmerzen zu Tabletten: Bei der letzten Gesundheitsbefragung des Bundes im Jahr 2007 gaben 20 Prozent der Befragten an, mindestens einmal pro Woche eine Schmerztablette zu schlucken. 15 Jahre zuvor gaben bloss 12 Prozent an, regelmässig Schmerzmittel zu konsumieren. Frauen greifen häufiger zu Tabletten als Männer; ältere Menschen deutlich mehr als jüngere. Was nur wenige wissen: Der Missbrauch von nichtopiathaltigen Schmerzmitteln, die nur einen einzigen Wirkstoff enthalten, ist weniger verbreitet.

Ganz anders verhält es sich mit Mitteln, denen belebende Stoffe – zum Beispiel Koffein – zugefügt werden. Der Koffeinzusatz erhöhe die schmerzstillende Komponente, verteidigen sich die Hersteller. Dieser Vorteil ist im Vergleich zu den Nachteilen jedoch minimal. Klar ist dagegen, dass koffeinhaltige Schmerzmittel das Wohlbefinden erhöhen, damit zum Missbrauch anregen und vor allem Umsatz und Gewinne der Pharmaindustrie steigern.

Die Folgen des Missbrauchs sieht man nach Jahren an der Niere: Sie ist geschädigt. Eine andere Folge sind Dauerkopfschmerzen. Sie gehen auf die Nebenwirkung des Koffeins zurück. Das macht diese Medikamente doppelt tückisch: Setzt man koffeinhaltige Schmerzmittel nach längerer Zeit ab, wird man zwangsläufig an Entzugskopfschmerzen leiden – und greift dann wieder zum «bewährten» Schmerzmittel. Ein Teufelskreis.

Buchtipp: Mehr über die Nutzen und Risiken von Medikamenten lesen Sie im Gesundheitstipp-Ratgeber «Gute Pillen, schlechte Pillen». Zu bestellen für 32 Franken (inkl. Versand) unter Tel. 044 253 90 70 oder unter www.gesundheitstipp.ch/Buchshop.

auf, doch sie stellen sicher, dass man beweglich bleibt Die Medikamente enthalten meist die gleichen Wirkstoffe wie die rezeptfreien Schmerzmittel – jedoch in viel höherer Dosierung. Deshalb schlagen diese Schmerzmittel oft auf den Magen. Viele Patientinnen und Patienten klagen über häufige Bauchschmerzen, bei einigen kommt es gar zu den gefürchteten Magenblutungen. Die Nebenwirkungen hängen weitgehend von der Dosierung ab. Medikamente mit kurzer Wirkdauer vertragen viele Patienten besser. Auf längere Kuren sollte man verzichten, denn die chronische Reizung kann ernsthafte Probleme verursachen.

Kortisonhaltige Medikamente enthalten künstlich hergestelltes Kortison, ein menschliches Hormon aus der Gruppe der Steroide. Kortison wirkt entzündungshemmend und dadurch schmerzlindernd. Diese Medikamente können starke Nebenwirkungen haben. Der Arzt verordnet sie meistens nur für kurze Zeit, dafür aber in hohen Dosen. Kortisontabletten müssen genau nach Vorschrift genommen werden und dürfen nur schrittweise abgesetzt werden.

Spritzenkuren

Helfen Tabletten, Salben oder Wärmepflaster nicht gegen die Rückenschmerzen, schlagen einige Ärzte als Behandlung eine Spritzenkur vor. Dabei werden Kortison und Schmerzmittel, manchmal auch Betäubungsmittel oder Hyaluronsäure in die schmerzenden Wirbelgelenke oder in die Bandscheiben gespritzt. Dies geschieht meistens unter computertomographischer Überwachung. Kortison hemmt Entzündungen, die Schmerzmittel unterdrücken die Beschwerden. So soll die Behandlung den Teufelskreis aus Entzündung, Schmerz und Schonhaltung durchbrechen.

Meistens sind die Schmerzen nach einer Spritze deutlich schwächer. Doch langfristig hilft die Spritzenbehandlung kaum, und sie ist riskant. Das zeigen neuere Studien. Die Spritzenkanüle kann Nerven verletzen und Lähmungen verursachen. Unter Umständen entzündet sich das durchstochene Gewebe. Kortison kann das Gewebe zudem auch auf Dauer zerstören.

Psychopharmaka

Beruhigungsmittel wirken muskelentspannend und werden daher auch bei Schmerzen eingesetzt,

> **TIPP**
>
> ### Es gibt kein Wundermittel
>
> Geräte, Matten, Kissen oder Wasserbetten: Es gibt unzählige Produkte – meistens zu hohen Preisen –, die angeblich für immer von Rückenschmerzen befreien sollen. Unter all diesen heilungsversprechenden Angeboten gibt es kein Wundermittel. So hat sich zum Beispiel gezeigt, dass Wasserbetten oder spezielle Kopfkissen Rückenbeschwerden sogar verstärken können, weil ungewohnte Liegepositionen die Rückenmuskulatur zusätzlich verkrampfen.
>
> Für die Behandlung von Rückenschmerzen ist in der Regel kein einzelnes Gerät oder Produkt ausschlaggebend. Am ehesten Erfolg bringt das Zusammenspiel von rückenschonendem Verhalten, regelmässiger Bewegung und einer etablierten Therapie.

die von verspannten Rückenpartien ausgehen. Allerdings haben sie eine gravierende Nebenwirkung: Sie machen sehr schnell abhängig. Deshalb dürfen sie nur während ganz kurzer Zeit genommen werden.

Chronische Schmerzen führen nicht selten zu einer Depression. Andererseits kann eine bestehende Depression Rückenschmerzen verstärken. Bei solchen Patienten setzen Ärzte manchmal auch Antidepressiva ein. Sie wirken nicht nur auf die Psyche, sondern verstärken auch die Wirkung von Schmerzmitteln. Allerdings haben Antidepressiva etliche Nebenwirkungen. Sie sollten nur bei starken chronischen Schmerzen verschrieben werden, am besten im Rahmen einer stationären Schmerztherapie, wo Spezialisten aus verschiedenen Fachrichtungen die Schmerzkranken behandeln.

Ein neuer Ansatz: Kombitherapie

Eine einzelne Therapie gegen Rückenschmerzen kann zwar zum Erfolg führen. Immer häufiger zeigt sich aber, dass eine isolierte Behandlung mit Massagen, Bewegungstherapie oder mit Schmerzmitteln oft nur kurzfristig hilft. Eine neue Studie zeigt, dass zum Beispiel Spritzentherapien die Rückenschmerzen nicht über längere Zeit zum Verschwinden bringen.

Erfolgversprechender ist es, wenn Ärzte und Patienten nicht auf eine einzelne Therapie setzen, sondern Behandlungsmethoden kombinieren. Die sogenannte multimodale Schmerztherapie ist eine neue Form der Schmerzbekämpfung. Die Ärzte setzen dabei Medikamente, Rückenübungen, Massagen oder Psychotherapie gleichzeitig ein. Dadurch ergeben sich sinnvolle Ergänzungen: Die Medikamente unterdrücken den Schmerz, Massagen lockern die Muskeln, und dank Psychotherapie erhalten die Patienten wieder Lebenslust.

Bei dieser modernen Therapieform betreuen verschiedene Fachärzte die Schmerzpatienten über mehrere Wochen, meist ambulant. Eine kombinierte Therapie kann sinnvoll sein, wenn die Schmerzen mehr als zwölf Wochen bestehen. Solche Kombitherapien bieten allerdings erst wenige Kliniken und Hausärzte an (Adressen siehe siehe Seite 108 ff.)

**7
Schmerzen**

8 Manuelle Therapien
Den Rücken wieder beweglich machen

Berührungen tun Körper und Seele gut: Eine Massage ist nicht nur entspannend, die richtigen Handgriffe können auch Beschwerden lindern oder gar heilen. Bei Rückenschmerzen haben sich verschiedene manuelle Therapien gut bewährt.

Rückenbeschwerden gehen oft von veränderten Weichteilen aus wie verhärteten Muskeln oder verklebtem Bindegewebe. Hier setzen die Therapien an, die den Körper mit den Händen bearbeiten. Sie lösen verspannte Muskeln, massieren überlastete Bänder und Sehnen, trennen verklebtes Gewebe und mobilisieren blockierte Gelenke. Einige dieser Therapien sind zudem sehr entspannend. Da äussere und innere Spannung oft zusammengehen, tun sie gestressten Personen besonders gut.

Vor allem bei chronischen Rückenbeschwerden, aber auch um kurzzeitige Schmerzen zu lindern, können Massagen und andere von Hand ausgeführte Therapieformen nützlich sein. Bei einigen Rückenkrankheiten darf man sie jedoch nicht anwenden. Deshalb sollten Sie die Ursache der Rückenschmerzen zuerst bei einem Arzt abklären lassen (siehe Kasten Seite 86).

Die in diesem Kapitel beschriebenen Methoden sind passive Behandlungen. Das bedeutet: Der Patient legt sich möglichst entspannt hin und überlässt sich ganz dem Therapeuten. Vor allem für gestresste Machertypen kann es wohltuend sein, einmal nichts zu tun und völlig loszulassen. Für solche Menschen sind insbesondere Massagen und die Cranio-Sacral-Therapie ausgezeichnet.

Auch die Patienten sind gefordert

Wer allerdings glaubt, damit sei es getan und der Therapeut könne die Schmerzen einfach «wegzaubern», irrt sich. Wichtig für einen anhaltenden Heilerfolg ist auch hier die Mitarbeit des Patienten.

Manuelle Behandlungen stärken die Muskeln nicht. Um langfristig beschwerdefrei zu bleiben, müssen Sie nach den Ursachen für die Beschwerden suchen und selber etwas tun für Ihren Rücken:

- Achten Sie am Arbeitsplatz und zu Hause auf eine rückenschonende Haltung (siehe Seiten 24 ff. und 38 ff.).
- Bewegen Sie sich möglichst viel.
- Kräftigen und dehnen Sie Ihre Muskeln (siehe Seite 31 ff.).
- Versuchen Sie Übergewicht abzubauen (siehe Seite 22).

Manuelle Methoden: Blockierte Gelenke lösen

Manuelle Therapien können blockierte Gelenke wieder funktionsfähig machen. Die Gelenke sind nicht ausgerenkt, wie man früher annahm, sondern durch verspannte Muskeln in ihrer Beweglichkeit behindert. Dies kann auch Gefässe und Nerven beeinträchtigen.

In allen Kulturen gibt es von alters her überlieferte manuelle Methoden, um schmerzende oder blockierte Gelenke und die Wirbelsäule zu behandeln. Bei uns sind sie heute vor allem bekannt unter der Bezeichnung manuelle Medizin, Chiropraktik, Manualtherapie oder manuelle Therapie sowie Osteopathie. In der praktischen Behandlung unterscheiden sie sich wenig. Ein grosser Unterschied besteht aber in der Ausbildung der Therapeuten:

- **Manuelle Medizin:** Sie ist den Ärzten vorbehalten. Zur manuellen Medizin gehört nicht nur die manuelle Therapie, die auch Nichtärzte ausführen können, sondern die Diagnose auf breiter medizinischer Basis. Die Grundversicherung der Krankenkasse kommt für die Kosten auf.

Entsprechend ausgebildete Ärzte tragen den Zusatztitel Arzt für manuelle Medizin (SAMM).

- **Chiropraktik:** Chiropraktiker ist ein geschützter Titel mit einer anerkannten Berufsausbildung. Ein Chiropraktiker arbeitet selbständig und wird von der Grundversicherung der Krankenkasse bezahlt. In seinem Gebiet stellt er die Diagnose und therapiert. Sie können sich direkt an ihn wenden oder über einen Arzt.

- **Physiotherapie:** Manuelle Therapie ist auch Teil der Physiotherapie. Die Diagnose stellt der Arzt, der die Patienten dann dem Physiotherapeuten überweist. In diesem Fall zahlt die Grundversicherung der Krankenkasse ebenfalls.

- **Osteopathie:** In der Schweiz gibt es dafür keine anerkannte Berufsausbildung, und der Titel ist nicht geschützt. Dennoch leisten viele

> **IN DIESEM KAPITEL**
>
> **84** Manuelle Therapien: Chiropraktik, Physiotherapie, Osteopathie
> **86** Manuelle Triggerpunktbehandlung
> **87** Massagen: Klassische Massage, Shiatsu, Trager
> **91** Partnermassage zu Hause
> **96** Cranio-Sacral-Therapie
> **97** Rolfing
> **97** Umstrittene Methoden ohne belegte Wirkung

Osteopathen sehr gute Arbeit. Die Grundversicherung der Krankenkasse zahlt die Osteopathie nicht.

Verschiedene Handgriffe führen zum Ziel

Die Therapierenden kennen weit über 100 Handgriffe, um die Gelenke wieder beweglich zu machen. Diese sind in drei Gruppen eingeteilt:

■ Manipulieren

Der Therapeut bewegt ein blockiertes Gelenk so weit wie möglich, dann führt er eine schnelle, kleine Bewegung aus und erreicht damit wieder ein freies Gelenkspiel. Dabei wird ein Impuls an die Nervenenden abgegeben, der die Überreizung beendet: Der Muskel kann sich wieder entspannen. Meist ist dabei ein leises Knacken hörbar. Es entsteht nicht, weil ein Gelenk «eingerenkt» würde, sondern durch den veränderten Druck innerhalb der Gelenkkapsel.

■ Mobilisieren

Durch Ziehen und langsames rhythmisches Bewegen vergrössert der Behandelnde die Beweglichkeit des Gelenks.

- **Weichteiltechnik**

Der Therapeut entspannt die verhärteten Muskeln, welche die Beweglichkeit einschränken. Dies geschieht durch Dehnen oder indem auf harte Stellen gedrückt wird.

Diese Methoden eignen sich, um Gelenke wieder beweglicher zu machen. Bei entsprechender Diagnose sind sie zu empfehlen.

Manuelle Therapie soll nicht angewendet werden:

- in Bereichen, wo die Wirbelsäule überbeweglich ist,
- wenn die Gelenke verletzt sind,
- wenn die Knochen krankhaft verändert sind,
- bei Tumoren,
- wenn die Gelenke entzündet sind.

Vorsicht ist geboten bei Manipulationen an der Halswirbelsäule. Sie sind nicht ungefährlich, da Arterien und Venen durch die Wirbel verlaufen und geschädigt werden können. Dieses Risiko ist bei älteren Leuten erhöht.

> **TIPP**
>
> **Keine Therapie ohne schulmedizinische Diagnose**
>
> Falls Sie eine Therapie anwenden wollen, die nicht von Medizinern ausgeführt wird, klären Sie bei starken oder immer wiederkehrenden Schmerzen die Ursache erst bei Ihrer Hausärztin, Ihrem Hausarzt ab (siehe Seite 100). So verpassen Sie keine notwendige schulmedizinische Behandlung. Fragen Sie den Arzt auch, ob die gewünschte Therapie in Ihrem Fall sinnvoll und zweckmässig ist.

Manuelle Triggerpunktbehandlung

Bei der manuellen Triggerpunktbehandlung werden Triggerpunkte (siehe Kasten rechts) und damit zusammenhängende Muskelverspannungen und Gewebsveränderungen behandelt. Sie besteht im Wesentlichen aus zwei Teilen:

- Der Therapeut drückt in kurzen Abständen mehrmals auf den Triggerpunkt, während der Patient den dazugehörenden Muskel bewegt. Dies löst den Triggerpunkt und den Hartspannstrang, der zum Triggerpunkt gehört. Bei frischen Triggerpunkten genügt diese Behandlung.
- Bei älteren Triggerpunkten ist auch das umliegende Gewebe verändert und muss mitbehandelt werden. Dazu wendet der Therapierende Techniken aus dem Rolfing an (siehe Seite 97). Er dehnt so die bindegewebigen Strukturen und löst verklebte Muskelhüllen. Dadurch kann sich der Muskel wieder frei bewegen.

Um Triggerpunkte erfolgreich zu behandeln, ist eine präzise Diagnose wichtig. Durch Dehnen der Muskulatur spürt der Therapeut den Hartspannstrang auf und lokalisiert dann den oder die Triggerpunkte durch Abtasten.

Die manuelle Triggerpunkttherapie ist schmerzhaft. Wenn der Schmerz unerträglich wird, soll der Patient mit einem Stoppsignal die Behandlung sofort unterbrechen können. Eine gute Zusammenarbeit und ein Vertrauensverhältnis zwischen Therapeut und Patient sind sehr wichtig.

STICHWORT

Triggerpunkt

Ein Triggerpunkt ist ein Schmerzpunkt in einem verspannten Muskel. Das heisst, die Mikrofasern, die ineinandergleiten, wenn sich der Muskel zusammenzieht, verharren in diesem Zustand. Dadurch wird der Rest der Muskelfaser überdehnt, ein tastbarer Hartspannstrang im Muskel entsteht.

Der Triggerpunkt ist eine hochempfindliche Stelle. Drückt man darauf, löst dies einen Schmerz an einer entfernteren Stelle aus, meist schmerzt nicht der Punkt selbst.

Triggerpunkte entstehen, wenn der Muskel akut überlastet oder überdehnt wird, wenn er durch Überanstrengung ermüdet oder durch eine Verletzung.

Um Schmerzen zu verhindern, die durch Dehnen oder Zusammenziehen des betroffenen Muskels entstehen, verspannen sich in der Folge weitere Muskeln. In den Muskeln und im Bereich der Muskelhüllen bildet sich mit der Zeit Bindegewebe, die Hüllen können miteinander verkleben.

Der Schmerz, der von einem Triggerpunkt ausgeht, verschwindet meistens mit der Zeit. Triggerpunkte können später aber erneut aktiv werden und schmerzen, besonders wenn Muskeln in verkürzter Stellung belastet werden, wenn man sie nicht trainiert, bei Fehlhaltung, Kälte und Nässe, psychischem Stress und Infektionen.

Für einen Grossteil der Schmerzen im Bewegungsapparat sind Muskeln verantwortlich. Deshalb ist es sinnvoll, bei Rückenschmerzen, die nicht eindeutig vom Skelett ausgehen, nach Triggerpunkten und verändertem Gewebe zu suchen und diese Stellen zu behandeln. Dabei ist zu beachten, dass der Triggerpunkt meist nicht dort ist, wo es schmerzt.

Nicht anwenden:
- bei Infektionskrankheiten,
- bei Schmerzen wegen Tumoren,
- bei entzündlicher Krankheit (z.B. Polyarthritis),
- bei fragilem Bindegewebe.
- Bei erhöhter Blutungsneigung darf der Therapeut nicht so hart eingreifen.

In der Schweiz sind mittlerweile zahlreiche Ärzte und Physiotherapeuten in manueller Triggerpunktbehandlung ausgebildet.

Massage: Heilende Berührung in vielen Formen

Massage kommt vom griechischen Wort «massein», kneten. Der Begriff der Massage ist aber viel umfassender.

Massage ist wohl das älteste Heilverfahren überhaupt: Verspüren wir an einer Körperstelle Schmerzen, so berühren wir sie instinktiv und drücken oder reiben sie. Aus solchen Berührungen haben alle Kulturen spezielle Formen der Heilmassage entwickelt. Die ältesten schriftlichen Anweisungen dafür stammen aus China und sind 4500 Jahre alt. Später massierten die Griechen Kranke und Sportler mit Ölen und Salben.

In China ist die Massage Teil der traditionellen Medizin und orientiert sich an Yin und Yang, an den Meridianen und den Akupunkturpunkten (siehe Seite 76). Schon früh fand man heraus, dass eine

**8
Manuelle Therapien**

Massage nicht nur lokal wirkt, sondern über die Nervenbahnen auch die Organfunktionen beeinflusst und Selbstheilungskräfte belebt.

Durch die körperfeindliche Moral, die mit dem Christentum aufkam, geriet die Massage in Europa lange in Vergessenheit. Dem schwedischen Sporttherapeuten Per Henrik Ling (1776–1839) ist es zu verdanken, dass die Massage auch hier wieder zu einer beliebten Therapie wurde. Deshalb wird die klassische Massage oft auch als schwedische Massage bezeichnet.

Heute werden ganz unterschiedliche Massagetechniken angeboten. Neben der klassischen Massage finden auch traditionelle östliche Methoden sowie neu entwickelte Techniken vermehrt Zuspruch.

Klassische Massage: Wohltuend für Körper und Seele

Warme Hände streichen, kneten, klopfen, drücken, reiben und lockern den Körper. Dies reguliert die Muskelspannung, löst verklebtes Gewebe, regt zum Produzieren von Gelenkflüssigkeit an, fördert den Blutkreislauf und unterstützt den Lymphfluss. Die Stoffwechselprodukte werden schneller weitergeleitet. Die Massage wirkt auch reflektorisch, indem die Nerven den erhaltenen Reiz an darunterliegende Schichten und an die mit ihnen verbundenen Organe weitergeben.

Die Massierenden erspüren mit den Händen verspanntes und sonst verändertes Gewebe und behandeln es. Sie arbeiten immer herzwärts, um dadurch den Venen- und Lymphfluss zu unterstützen.

CHECKLISTE

So finden Sie einen kompetenten Therapeuten

Wie bei jeder Behandlung ist die Wahl des Therapeuten massgebend für ihren Erfolg. Die folgenden Richtlinien sollten Ihnen dabei helfen, einen guten Therapeuten zu finden.

- Eine solide Ausbildung ist Voraussetzung. Gut fährt im Allgemeinen, wer einen Therapeuten, eine Therapeutin wählt, der/die einem Berufsverband angehört (Adressen Seite 108 ff.). Diese Verbände bemühen sich um Qualitätssicherung und verlangen von ihren Mitgliedern einen gewissen Ausbildungsstandard und regelmässige Weiterbildung.
- Verlangen Sie Referenzen, Adressen früherer Klienten, die Sie befragen können.
- Ein seriöser Therapeut führt zuerst ein ausführliches Diagnosegespräch und untersucht Sie gründlich. Er stützt sich beim Behandeln wenn möglich auf eine schulmedizinische Diagnose.
- Besprechen Sie bei Ihrem ersten Treffen das Ziel der Behandlung und verlangen Sie einen zeitlich begrenzten Plan für das weitere Vorgehen.
- Sprechen Sie auch über die Kosten.
- Meiden Sie Therapeuten, die Ihnen Unrealistisches versprechen, oder solche, die zu viel verlangen.
- Und nicht zu vergessen: Wenn Ihnen jemand körperlich so nahe kommt, soll er/sie Ihnen auch sympathisch sein.
- Erkundigen Sie sich bei der Krankenkasse, ob sie die entsprechende Therapie bezahlt und ob die Therapeutin/der Therapeut auf ihrer Liste ist.

Damit die Hände auf der Haut gut gleiten, verwenden sie Öl.

Eine Massage sollte nicht schmerzhaft sein. Zwar kann das Massieren verspannter Muskeln oder das Lösen von verklebten Gewebsschichten etwas wehtun, aber es sollte gut erträglich sein. Sagen Sie dem Therapeuten, wenn die Massage für Sie zu unangenehm ist.

Um sich bei der Massage richtig entspannen zu können und den Körper beim Massieren zu spüren, ist Ruhe wichtig. Man sollte also nur sprechen, wenn es unbedingt nötig ist.

Anwendungsgebiete:
Massage ist wirksam bei allen Rückenschmerzen, die von den Muskeln, Bändern, Sehnen und dem Bindegewebe ausgehen, sowie bei Rheuma. Massage ist auch sinnvoll bei weiteren Rückenkrankheiten wie etwa bei chronischer Arthritis und bei Bandscheibenschäden, da gut durchblutetes Gewebe generell besser heilt.

Massage hilft Stress abbauen und hat ganz allgemein einen wohltuenden Einfluss auf die Seele. Auch dies wirkt sich positiv auf den Rücken aus.

Nicht anwenden:
- bei akuten Entzündungen,
- bei Knochenbrüchen,
- bei frischen Verletzungen,
- bei Bandscheibenvorfall im akuten Stadium,
- bei Fieber, ansteckenden Krankheiten,
- im Bereich von Krampfadern,
- bei Gefahr einer Thrombose oder Embolie,
- bei schweren Herz-Kreislauf-Krankheiten,
- bei Störungen von Leber, Nieren, Lunge,
- bei Hautausschlägen,
- im Bereich von Tumoren.

Massage kann der Arzt oder die Ärztin verschreiben. Da Masseur kein Beruf mit staatlich geregelter Ausbildung ist, überweist Sie die Ärztin in der Regel an einen Physiotherapeuten. Dann bezahlt die Grundversicherung der Krankenkasse die Behandlung.

Für eine vorbeugende Massage können Sie sich auch an eine diplomierte Masseurin wenden. Beachten Sie in jedem Fall die Hinweise zur Therapeutenwahl (siehe Seite 88).

Shiatsu: Schmerzen lindern mit Fingerdruck

Shiatsu entstand Anfang des 20. Jahrhunderts in Japan und ist eine Weiterentwicklung der traditionellen japanischen Massagetechniken. Sie ist verwandt mit der Akupressur und beruht wie sie auf dem Wissen der traditionellen chinesischen Medizin (siehe Kasten Seite 75). Begründer des Shiatsu ist der Japaner Tokujiro Namikoshi.

Shiatsu nutzt dieselben Punkte auf den Meridianen wie die Akupressur. Im Unterschied zu ihr drückt der Shiatsu-Therapeut aber genau festgelegte Abfolgen von Punkten. Mit Druck von Fingern (Shiatsu = Fingerdruck) und Handballen stimuliert er entlang der

Energieleitbahnen (Meridiane) den Energiefluss. Manchmal nimmt er dazu auch Ellenbogen, Knie oder sein ganzes Körpergewicht zu Hilfe. Ziel der Massage ist es, den Energiefluss anzuregen und Blockaden zu beseitigen.

Darüber hinaus bespricht die Therapeutin mit dem Patienten auch, wie er seine Lebensweise ändern kann, um die Energien zu harmonisieren. Sie berät ihn aufgrund der Energiediagnose in Ernährung und zeigt ihm Übungen, die er zu Hause ausführen kann.

Anwendungsgebiete:

Shiatsu wird vor allem angewendet zur Vorbeugung von Krankheiten, zur Entspannung, bei psychosomatischen Störungen und zur Aktivierung der Selbstheilungskräfte. Zudem wird es zur Beruhigung oder Belebung des Organismus eingesetzt.

Wird Shiatsu am Rücken durchgeführt, wirkt die Behandlung entspannend und hilft vor allem bei Schmerzen in Kopf, Nacken und Rücken sowie bei Migräne.

Shiatsumassagen an der Körpervorderseite wirken aufbauend und eignen sich bei Erschöpfungszuständen und nach Krankheiten.

Nicht anwenden:
- bei schweren Herz-Kreislauf-Erkrankungen,
- bei Osteoporose,
- bei akuter Entzündung,
- Im Bereich von Tumoren und entzündeten Hautstellen.

Möglichkeiten und Grenzen der manuellen Therapien

Manuelle Therapien können bei Rückenweh sehr hilfreich sein. Damit die Schmerzen nicht wiederkehren, ist es aber notwendig, die Ursachen zu erkennen und krankmachende Faktoren auszuschalten.

Massage, Manualtherapie, Chiropraktik und Triggerpunktbehandlung können die körperliche Ursache des Schmerzes beheben, indem sie dem Gelenk seine volle Funktionsfähigkeit zurückbringen, die Muskeln wieder geschmeidig machen oder verhärtetes Gewebe auflockern. Die Frage ist allerdings, für wie lange. Denn aus irgendeinem Grund hat sich der Muskel verspannt, ist das Gelenk unbeweglich geworden, das Gewebe verhärtet. Diesem Grund gilt es nachzugehen.

Es kann durch ein einmaliges Ereignis – einen Schlag, einen Zusammenprall, eine ungeschickte Bewegung – geschehen sein. Dann genügt diese Behandlung. Möglich ist aber auch, dass anhaltende negative Faktoren wie schlechte Haltung, dauernde Überlastung, Bewegungsmangel, Stress und andere psychische Belastungen dazu geführt oder dazu beigetragen haben. Dann können sich die Muskeln erneut verspannen und die Schmerzen kehren zurück.

Suchen Sie daher immer nach den Gründen für die Veränderungen im Rücken. Nur wenn Sie hier ansetzen, können Sie die Schmerzen nachhaltig unterbinden (siehe auch Kapitel «Schmerzen», Seite 70 ff.).

Etwas anders verhält es sich bei den ganzheitlicheren Methoden Shiatsu, Trager, Rolfing und Cranio-Sacral-Therapie. Sie wollen nicht nur den Schmerz lindern, sondern streben weitergehende Veränderungen an. Aber auch hier ist es gut, sich über weitere Zusammenhänge klar zu werden.

Trager: Sanfte Bewegungen und Massage lockern den Körper

«Was könnte leichter sein?» Unter dieses Motto stellt Milton Trager seine «Psychophysical Integration and Mentastics». Dabei handelt es sich einerseits um eine sanfte Massage und anderseits um eine Art Gymnastikübungen, die Geist und Körper freier machen sollen.

Der 1908 in Chicago geborene Trager entdeckte die Methode zufällig. Er war Akrobat und angehender Berufsboxer. Spontan massierte er einmal seinen Trainer. Der war so begeistert, dass Trager daraus eine eigene Methode entwickelte. 1941 schloss er eine Ausbildung zum Physiotherapeuten ab und studierte später Medizin. 1977 gründete er das Trager-Institut in Kalifornien.

Eine Trager-Sitzung dauert 60 bis 90 Minuten. Der Klient liegt auf einer gepolsterten Unterlage. Die Trager-Praktikerin bewegt den Körper sanft und rhythmisch. Sie soll nie forcieren. Wenn sie an Grenzen stösst, versucht sie noch sanfter, noch leichter vorzugehen. Die Bewegungen pflanzen sich in Wellen durch den ganzen Körper fort, dringen in immer tiefere Schichten ein und lösen so körperliche und seelische Verspannungen. Der Patient lernt, sich freier, leichter, lockerer zu bewegen. Das wirkt sich auch positiv aus auf Geist und Seele.

Zum Schluss der Sitzung leitet die Trager-Praktikerin den Klienten zu «Mentastics» (aus: Mental Gymnastics) an. Dies sind sanfte, tanzartige Bewegungen, die man auch zu Hause ausführen kann.

Was zahlt die Krankenkasse?

- Manuelle Medizin zahlt die Grundversicherung der Krankenkasse, da Ärzte sie ausüben.
- Chiropraktik bei einem ausgebildeten Chiropraktiker zahlt die Kasse ohne ärztliche Überweisung.
- Physiotherapie (eingeschlossen manuelle Therapie, Triggerpunktbehandlung) bezahlt die Kasse, wenn der Arzt sie verschreibt und wenn er Sie an eine Fachperson überweist.

Falls Sie eine Zusatzversicherung für Komplementärmedizin haben, bezahlt die Krankenkasse weitere Therapien – auch bei nichtärztlichen Therapeuten. Diese müssen allerdings von der Kasse anerkannt sein (siehe Adressen Seite 108 ff.). Fragen Sie vor Beginn einer Therapie bei Ihrer Krankenkasse nach, ob und wie viel die Versicherung zahlt.

Anwendungsgebiete:
Trager eignet sich sehr gut, um wieder beweglicher zu werden, die Haltung zu verbessern, zum Entspannen, ein besseres Körpergefühl zu erreichen.

Da die Methode sehr sanft ist, kann man sie praktisch immer anwenden.

Selber massieren: Partnermassage zu Hause

Zusammen mit einer Partnerin, einem Partner können Sie sich auch gegenseitig massieren. Verwenden Sie dazu einfache Formen und beachten Sie die Einschränkungen auf Seite 89, wann Sie keine Massage anwenden sollten. Wenn Sie unsicher sind, ob Sie massieren dürfen, fragen Sie einen Arzt, eine Ärztin.

Sie können die Massagen gut auf dem Boden machen. Nehmen Sie eine nicht zu harte und nicht zu weiche Unterlage (eine Matratze ist zu weich), z.B. eine Gymnastikmatte oder eine bis zwei zusammengefaltete Wolldecken. Legen Sie ein Badetuch darüber.

Vor der Massage
- Waschen Sie sich vor jeder Massage die Hände.
- Sie sollten locker sein, wenn Sie jemanden massieren wollen. Bewegen Sie sich vorher etwas.
- Schütteln Sie Ihre Hände. Reiben Sie sie kräftig aneinander, bis sie ganz warm sind.
- Kommen Sie zuerst zu sich, bevor Sie jemanden massieren. Setzen Sie sich aufrecht hin. Schliessen Sie die Augen und legen Sie die Hände auf den Bauch. Atmen Sie ruhig und tief.
- Nehmen Sie dann Kontakt auf mit Ihrer Partnerin, Ihrem Partner. Legen Sie ihm/ihr beide Hände auf den Rücken. Bei Rückenlage berühren Sie eine Hand und legen die andere aufs Knie.

Einfache Massagen
1. Klopfmassage
- Eine Person beugt sich vornüber und lässt Kopf und Arme hängen.
- Die andere Person klopft nun mit den Fingerkuppen über den ganzen Rücken.

2. Hände auflegen
Manchmal ist es schon wohltuend, die Hände aufzulegen:
- Der Partner liegt auf dem Bauch. Sie legen die flachen Hände auf den Rücken, eine in Brusthöhe, die andere aufs Kreuz. Spüren Sie den Atem, spüren Sie den Körper.
- Legen Sie dann eine Hand auf die verspannte oder schmerzende Stelle, die andere auf eine davon entfernte Stelle auf der Wirbelsäule.

3. Mit Öl
- Giessen Sie etwas Öl in Ihre hohle Hand. Verreiben Sie es zwischen den Händen. Verteilen Sie es sorgfältig über den Rücken.
- Streichen Sie mit flachen Händen der Wirbelsäule entlang nach oben und seitlich wieder hinunter. Geben Sie beim Hinaufstreichen mehr Druck als beim Hinunterstreichen.

TIPPS

Massageöl selber herstellen

Verwenden Sie zum Massieren immer ein Pflanzenöl, zum Beispiel Mandelöl, Traubenkernöl, Aprikosenöl, Jojobaöl. Damit das Öl weniger schnell ranzig wird, können Sie etwas Weizenkeimöl beimischen.

Um die gewünschte Wirkung zu verstärken und damit das Öl gut riecht, geben Sie ein paar Tropfen einer pflanzlichen Essenz dazu. Dazu einige Anhaltspunkte:
- **Beruhigend, entspannend:** Orangenblüten, Melisse, Kamille, Jasmin, Majoran.
- **Ausgleichend, harmonisierend:** Lavendel, Geranium, Rose, Bergamotte.
- **Erfrischend, aufhellend, belebend:** Rosmarin, Zitronengras, Zitrone.
- **Muskelschmerz:** Majoran, Lavendel, Kamille.

Für eine Ganzkörpermassage braucht es etwa zwei Eierbecher Basisöl, dazu kommen fünf Tropfen Essenz, für eine Teilmassage ein Eierbecher und zwei bis drei Tropfen Essenz.

Wenn Sie ein fertiges Massageöl kaufen, achten Sie darauf, dass ein pflanzliches Basisöl verwendet wurde, dass es generell aus natürlichen Produkten besteht und dass es nicht zähflüssig ist. Riechen Sie daran, ob Sie es als angenehm empfinden.

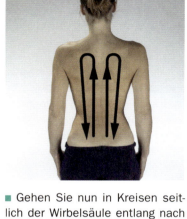

- Gehen Sie nun in Kreisen seitlich der Wirbelsäule entlang nach oben. Streichen Sie fein nach unten. Lassen Sie die Hände immer auf dem Körper Ihrer Partnerin.
- Setzen Sie die Daumen unten im Kreuz links und rechts der Wirbelsäule an und fahren Sie nach oben.

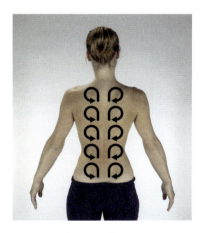

- Setzen Sie die Daumen wieder unten an und arbeiten Sie in kleinen Kreisen links und rechts der Wirbelsäule nach oben.
- Streichen Sie mit beiden Händen nach oben.
- Streichen Sie den Beinen entlang hinab und legen Sie die Hände auf die Füsse Ihrer Partnerin.

Wichtig: Niemals direkt auf der Wirbelsäule massieren!

4. Dehnen

Sehr wirksam bei einem verspannten Rücken ist eine Massage, die den Rücken dehnt und lockert.
- Bringen Sie Ihren Partner in die Ausgangsposition und danach wieder in die ursprüngliche Lage.
- Halten Sie Ihren Rücken gerade. Gehen Sie in die Knie, statt den Rücken zu beugen!
- Führen Sie die Bewegungen langsam und mit Gefühl aus; niemals ruckartig ziehen. Druck langsam erhöhen.

- Ihre Partnerin kauert am Boden.
- Streichen Sie ein paarmal mit beiden Händen in kreisenden Bewegungen von unten nach oben über den Rücken.

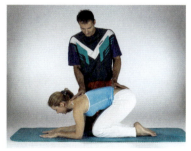

- Legen Sie eine Hand in Brusthöhe auf die Wirbelsäule, Finger zum Kopf gerichtet, die andere aufs Kreuzbein, Finger nach unten gerichtet. Geben Sie langsam etwas Druck auf die Hände und ziehen Sie gleichzeitig die Wirbelsäule auseinander (etwa dreimal).

8 Manuelle Therapien

- Ihre Partnerin setzt sich aufrecht im Schneidersitz hin und legt die Hände auf den Hinterkopf.

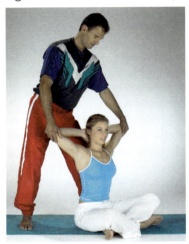

- Stellen Sie ein Bein seitlich hinter die Wirbelsäule und fassen Sie die Ellbogen. Ziehen Sie diese langsam nach hinten, indem Sie mit dem Bein Kopf und Wirbelsäule stützen. Loslassen und zweimal wiederholen.

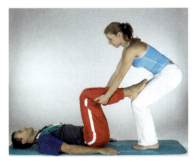

- Ihr Partner legt sich auf den Rücken und stellt die Beine auf.
- Stehen Sie zu seinen Füssen und gehen Sie in die Knie. Fassen Sie seine Unterschenkel nahe den Knien und heben Sie sie bis zum rechten Winkel an. Ziehen Sie so ein paarmal die Hüfte Ihres Partners leicht nach oben. Legen Sie die Beine wieder langsam auf den Boden.

- Knien Sie neben Ihren Partner und stellen Sie ein Bein hoch. Winkeln Sie ein Bein des Partners an und drücken Sie sein Knie langsam Richtung Bauch. Fassen Sie mit einer Hand den Fuss, mit der andern das Knie. Kreisen Sie nun das Knie.

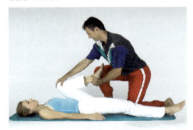

- Stellen Sie die Beine des Partners auf. Stellen Sie sich nun über den Partner und gehen Sie in die Knie. Fassen Sie dann die Knie des Partners. Drücken Sie diese langsam, so weit es geht, Richtung Bauch.

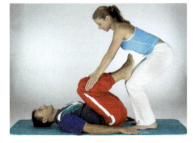

- Knien Sie sich hinter den Kopf des Partners und setzen Sie sich auf Ihre Fersen. Nehmen Sie dann den Kopf in Ihre Hände. Ihr Partner soll sich dabei ganz entspannen und den Kopf loslassen.

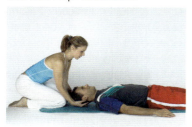

■ Legen Sie nun eine Hand unter den Kopf beim Ansatz, die andere auf die Stirn. Ziehen Sie den Kopf sorgfältig vom Rumpf weg.

■ Stehen Sie auf, gehen Sie etwas in die Knie und fassen Sie die Handgelenke Ihres Partners, während er Ihre fasst. Schwingen Sie den Oberkörper nach links und nach rechts. Kopf und Rücken bleiben auf dem Boden.

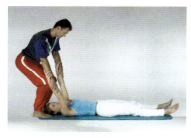

■ Knien Sie nun unterhalb der Füsse nieder. Streichen Sie mit etwas Druck die Beine hinunter (Knie kein Druck).
■ Fassen Sie ein Bein am Fussgelenk und schütteln Sie es, dann das andere.
■ Fassen Sie von unten die Ferse, legen Sie die andere Hand auf den Rist. Ziehen Sie nun die Ferse zu sich, drücken Sie dann am Rist die Zehen nach unten (dreimal im Wechsel).

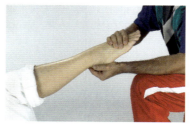

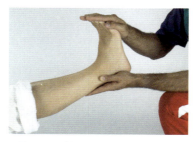

■ Fassen Sie mit einer Hand die Ferse, mit der anderen die Zehen. Biegen Sie die Zehen langsam zum Körper hin.
■ Fassen Sie dann jeden Zeh und kreisen Sie ihn.

■ Setzen Sie sich nun auf Ihre Fersen, Ihre Knie berühren die Fusssohlen Ihrer Parnterin. Legen Sie die Hände auf den Rist und drücken Sie die Fusssohlen sanft an Ihr Knie, bleiben Sie eine Weile in diese Stellung.

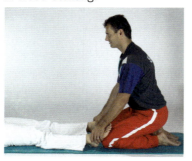

**8
Manuelle
Therapien**

Nach der Massage

Es ist gut möglich, dass sich jemand während einer Massage so gut entspannt, dass er in einen meditativen Zustand gerät. Es ist deshalb wichtig, den Partner oder die Partnerin sanft wieder in die Realität zurückzuholen.

- Streichen Sie am Schluss einer Massage immer den Beinen entlang abwärts und legen Sie die Hände auf die Füsse, um Ihren Partner zu erden.
- Decken Sie Ihren Partner mit einer leichten Decke zu.
- Lassen Sie ihn etwas ruhen.
- Die massierende Person sollte nach der Massage die Hände mit kaltem Wasser waschen.

TIPP

Massage mit Tennisbällen

Wenn niemand zur Stelle ist, der einen massieren könnte, muss man auf eine wohltuende Rückenmassage nicht verzichten. Verspannte Muskeln lassen sich auch mit Tennisbällen lösen.

Legen Sie sich mit angewinkelten Beinen auf den Rücken. Schieben Sie rechts und links der Wirbelsäule je einen Tennisball unter den Rücken (niemals direkt unter die Wirbelsäule!). Rollen Sie mit leichten Bewegungen über die schmerzende oder verspannte Stelle. Damit die Bälle nicht davonkugeln, können Sie diese in einen Strumpf oder eine Socke stecken.

Dies Massage lässt sich auch im Stehen an einer Wand ausführen, zum Beispiel am Arbeitsplatz.

Cranio-Sacral-Therapie: Der Fluss des Hirnwassers

Der Schädel des Menschen setzt sich aus sieben Knochen zusammen. Diese sind nicht völlig starr miteinander verbunden, sondern so ineinander verzahnt, dass sie eine ganz feine Bewegung ermöglichen. Dies fand der amerikanische Osteopath William G. Sutherland Anfang des 20. Jahrhunderts heraus und kam so zur Cranio-Sacral-Therapie. Der Chirurg John E. Upledger, ein Landsmann, hat die Behandlung in den Siebzigerjahren weiterentwickelt.

Die Cranio-Sacral-Therapie ist eine Spezialform der Osteopathie (siehe Seite 85) und geht davon aus, dass der rhythmische Fluss des Hirnwassers für das Wohlbefinden des Menschen sehr wichtig ist. Dieses wird im Gehirn produziert und fliesst von dort in den Wirbelkanal, wo es das Rückenmark einbettet. John E. Upledger beobachtete bei einer Operation, dass sich diese Flüssigkeit rhythmisch bewegt. Sie zirkuliert sechs bis zwölf Mal pro Minute vom Schädel (Cranio) bis zum Kreuzbein (Sacrum) hinunter und schützt so alle empfindlichen Nerven.

Wenn der regelmässige Fluss des Hirnwassers gestört ist, können verschiedene Beschwerden wie Kopf- und Rückenschmerzen oder Schlafstörungen auftreten. Die Cranio-Sacral-Therapie kann solche Blockaden auffinden und durch subtile Techniken auflösen.

Der geübte Therapeut kann die rhythmische Bewegung der Flüssigkeit mit seinen Händen spüren.

> **Umstrittene Therapien ohne belegte Wirkung**
>
> ■ **Biokinematik:** So nennt der deutsche Arzt Walter Packi die Therapie, die er entwickelt hat und die auch gegen Rückenschmerzen helfen soll. Bei Rückenschmerzen sind nach Packis Theorie meistens verkürzte Bauchmuskeln die Ursache: Sie ziehen angeblich die Wirbelsäule nach vorne und quetschen so die Bandscheibe. Werden die Bauchmuskeln gedehnt, soll das den Druck auf die Bandscheiben mindern und die Schmerzen zum Verschwinden bringen.
>
> Es gibt allerdings keine wissenschaftlichen Studien, welche die Wirkung der Biokinematik belegen. Deshalb zahlen die meisten Krankenkassen auch in ihren Zusatzversicherungen nichts an diese Methode.
>
> ■ **Atlaslogie:** Atlaslogen behandeln den obersten Wirbel am Hals. Ist dieser Wirbel, der sogenannte Atlas, verschoben, könne er Druck auf das Rückenmark ausüben und Rücken- oder andere Beschwerden auslösen, behaupten Atlaslogen. Die Atlaslogie hat zum Ziel, den verschobenen Wirbel wieder gerade zu richten. Die Therapeuten können angeblich Energie auf den Wirbel übertragen und ihn zum Schwingen bringen. Dadurch soll sich der Atlas ohne Druck in die optimale Lage zurückbewegen.
>
> Auch bei dieser Methode fehlen wissenschaftliche Belege für die Wirksamkeit. Die Zusatzversicherungen der Krankenkassen zahlen die Behandlung nicht.

Dementsprechend kann er auch feststellen, wenn an einem Ort die Bewegung ausbleibt. Mit sehr sanftem Druck kann er solche Blockaden lösen und die Symmetrie der Bewegung wiederherstellen.

Die Cranio-Sacral-Therapie ist sinnvoll bei chronischen Kopf-, Nacken- und Rückenschmerzen, oder um diesen vorzubeugen. Da sie sehr sanft ist, kann man sie praktisch bei allen Menschen anwenden. Einzig für Personen mit schweren psychischen Störungen ist sie nicht geeignet.

Rolfing: Den Körper ins Lot bringen

Das Rolfing hat seinen Namen von der amerikanischen Biochemikerin Ida Rolf (1896–1979). Sie fand heraus, dass das Bindegewebe und die Muskelhäute dem Körper letztlich seine Gestalt verleihen. Sie beobachtete auch, dass körperliche und seelische Verletzungen sich in der Körperhaltung niederschlagen. Und sie stellte fest, dass sich das Bindegewebe veränderten Bedingungen anpasst. Hinkt jemand zum Beispiel wegen eines verstauchten Fusses, so kommt das Bindegewebe in eine «falsche» Struktur.

Solche Veränderungen wirken sich nach Ansicht von Ida Rolf auf den ganzen Menschen aus. Zum einen bringt jede Fehlbelastung die senkrechte Körperachse aus dem Lot, sodass andere Körperabschnitte dies ausgleichen müssen. Zum andern beeinflusst eine verspannte Haltung auch das Fühlen und Denken des Menschen.

Das Rolfing will in solchen Situationen Körper und Seele mit einer speziellen Massagetechnik wieder ins Lot bringen. In etwa zehn Sitzungen arbeitet der Rolfer den ganzen Körper durch. Er dringt mit Fingern, Knöcheln und Ellbogen tief in die verhärteten Gewebestrukturen ein und lockert auf diese Weise Bindegewebe, Sehnen, Bänder und Gelenke. Dies kann wehtun. In der Regel behandeln die Rolfer heute aber so, dass es nicht allzu schmerzhaft ist.

Ziel der Behandlung ist eine aufrechtere Körperhaltung, weil der Körper bei Fehlhaltungen viel mehr Energie als nötig aufwenden muss, um der Schwerkraft entgegenzuwirken. Und weil eine bessere Haltung auch das psychische Befinden positiv beeinflusst.

Diese Arbeit am Körper kann auch Gefühle auslösen. Falls der Rolfer nicht psychotherapeutisch ausgebildet ist, kann es sinnvoll sein, seelische Prozesse in einer begleitenden Psychotherapie aufzuarbeiten.

Nicht anwenden:
- bei akuten Krankheiten,
- bei Krebs,
- bei rheumatoider Arthritis,
- bei Osteoporose,
- bei degenerativen Muskelerkrankungen,
- bei Lähmungen,
- bei psychischen Krankheiten. Beschränkt anwenden während der Schwangerschaft.

8
Manuelle Therapien

9 Operationen
Viele Rückenoperationen sind unnötig

Es ist ein Schreckgespenst vieler Patienten mit Rückenproblemen: Wenn nichts mehr hilft, droht eine Operation. Ein Eingriff mit Folgen. Denn häufig treten danach wieder Schmerzen, manchmal auch Komplikationen auf. Rund 90 Prozent aller Patienten mit Rückenbeschwerden müssten gar nicht operiert werden – meinen Experten.

Die Diagnose von Rückenschmerzen ist für Ärzte oft schwierig, denn sehr häufig sind die Beschwerden unspezifisch. Im Röntgenbild zeigt sich bei vielen Menschen eine abgenutzte Wirbelsäule. Das bedeutet allerdings nicht zwangsläufig Beschwerden. Die Schmerzen können auch eine andere Ursache haben. Fatal wird es immer dann, wenn zwischen Röntgenbild und Schmerzsymptomen ein Zusammenhang hergestellt wird, den es so gar nicht gibt.

Beim Arzt: Keine Operation ohne klare Diagnose

Vor jeder Operation ist eine exakte ärztliche Diagnose zwingend. Wird trotz unklarer Diagnose operiert, bedeutet dies für den Patienten oft den Einstieg in eine langwierige Operationskarriere. Der Arzt muss deshalb eindeutig feststellen, woher die Schmerzen kommen. Häufig sind dazu umfangreiche Abklärungen nötig. Die Untersuchung umfasst folgende Schritte:
- Ausführliches Gespräch
- Laboruntersuchung des Blutes
- Gründliche körperliche Untersuchung: Allgemeinzustand, Form der Wirbelsäule, Haltung, Beinlänge, Beckenstand; durch Abtasten Verhärtungen aufspüren und Schmerzpunkte lokalisieren; Beweglichkeit mit Funktionsprüfungen testen; Nervenfunktion, Reflexe prüfen
- Eventuell sind zusätzlich technische Untersuchungsmethoden nötig, die den Zustand des Rü-

---

CHECKLISTE

Kritische Fragen vor einer Rückenoperation

Früher war man sehr schnell bereit, tatsächliche oder vermeintliche Bandscheibenschäden zu operieren. Heute sind die Ärzte etwas zurückhaltender. Trotzdem werden noch immer unnötige Operationen durchgeführt. Wenn ein Arzt zu einer Bandscheibenoperation rät, müssen folgende Fragen beantwortet sein:
- Was soll operiert werden?
- Warum rät er zur Operation?
- Wie wird operiert? Gibt es auch andere Möglichkeiten? Vor- und Nachteile.
- Was können Sie von der Operation erwarten?
- Welche Risiken birgt diese Operation?

Tipp: Bevor Sie sich für die Operation entscheiden, sollten Sie bei einem Spezialisten (Orthopäde, Rheumatologe, Neurologe) eine Zweitmeinung einholen, es sei denn, es handelt sich um einen Notfall.

ckens abbilden z.B. Computertomogramme, Magnetresonanzbilder, Myelogramm (siehe Kasten Seite 102).

Wichtig zu wissen: In den meisten Fällen zeigen Röntgenbilder und Computertomogramme nicht die tatsächlichen Ursachen der Schmerzen.

Nur in seltenen Fällen ist eine Operation sinnvoll und nötig

Die meisten Rückenschmerzen verschwinden nach einer Behandlung mit Schmerzmitteln, Physiotherapie, Massagen und regelmässiger Rückengymnastik. Doch anstatt auf den Erfolg dieser konservativen Therapie zu vertrauen, greifen einige Ärzte noch immer voreilig zum Skalpell. Aber auch die Patienten verlangen schnelle Erfolge, obwohl ihnen damit keineswegs immer gedient ist.

Fast jedem Vierten geht es nach der herkömmlichen Bandscheibenoperation sogar schlechter als zuvor. Trotzdem nimmt die Zahl der Bandscheibenoperationen seit Jahren zu. Im Jahr 2011 mussten fast 26 000 Personen wegen Rückenschmerzen ins Spital. Pro Jahr werden über 12 000 an den Bandscheiben operiert.

In diesen Fällen kommt eine Operation in Frage

■ Eine Operation ist notwendig, wenn die Gefahr besteht, dass die Nerven geschädigt werden. Anzeichen dafür sind Gefühlsstörungen am Po und an den Innenseiten der Oberschenkel (Reithosen-Syndrom siehe Seite 104). In diesem Fall muss notfallmässig innerhalb von zwölf Stunden operiert werden.

Auch wenn am Bein Lähmungserscheinungen auftreten, sollte man operieren. Je nach Ausmass der Lähmung muss die Operation aber nicht sofort durchgeführt werden.

■ Bestehen «nur» Schmerzen und/oder Gefühlsstörungen, sollte man immer zuerst eine konservative Therapie versuchen (Physiotherapie, Massage, Rückengymnastik, Sport, rückengerechtes Verhalten und Entspannen).

Sofern konservative Therapien nichts bringen, kommt auch in folgenden Fällen eine Operation in Frage:

■ Wenn die Schmerzen ins Bein ausstrahlen und von einer operierbar veränderten Wirbelsäule herrühren. Dies kann eine geschädigte Bandscheibe oder ein knöchern verengter Spinalkanal sein (siehe Seite 107).

■ Um die Wirbelsäule zu stabilisieren: bei Wirbelgleiten, wenn eine Entzündung die Wirbelsäule stark verändert hat, wenn die Wirbelsäule stark verkrümmt ist.

■ Nach einem Unfall, wenn ein Wirbel gebrochen ist.

IN DIESEM KAPITEL

- **100** Keine Operation ohne genaue Diagnose
- **101** Wann eine Operation Sinn macht
- **102** Technische Diagnoseverfahren: Den Schmerzen auf den Grund gehen
- **102** Bandscheiben operieren: Endoskopische und offene Operation
- **105** Wirbelsäule versteifen
- **107** Verengten Wirbelkanal erweitern

9 Operationen

Bandscheiben operieren: Nur wenn gar nichts hilft

Die Bandscheibe liegt zwischen zwei Wirbelkörpern und hilft mit, die Wirbelsäule abzufedern. Sie besteht aus einem Faserring und einem Gallertkern.

Bei einer Bandscheibenvorwölbung verlagert sich der Gallertkern im Faserring, sie ist Vorstufe des Bandscheibenvorfalls. Wenn Material des Gallertkerns aus dem Faserring austritt, spricht man von einem Bandscheibenvorfall (siehe Abbildung Seite 17). Drückt der Gallertkern auf die Nervenwurzel, können Lähmungserscheinungen, Taubheit oder Kribbeln in den Beinen auftreten. Bei andauernden Schmerzen können Fehlhaltungen weitere Bandscheibenschäden begünstigen.

Bandscheibenoperationen zählen zu den häufigsten chirurgischen Eingriffen. Doch nur bei jedem zehnten Patienten ist eine

Diagnoseverfahren: Den Schmerzen auf den Grund gehen

■ **Röntgen**: Das normale Röntgenbild zeigt nur die knöchernen Strukturen der Wirbelsäule. Eine beschädigte Bandscheibe ist demnach nicht direkt sichtbar. Röntgenstrahlen sind schädlich. Die Dosis soll daher möglichst niedrig sein. Vermeiden Sie häufiges Röntgen. Schwangere sollten sich nicht röntgen lassen.

■ **Computertomografie (CT)**: Dies ist eine spezielle, computerunterstützte Röntgenuntersuchung. Mit dieser Methode werden auch die Weichteile sichtbar. Der Computertomograf kann den Körper schichtweise auf verschiedenen Schnittebenen darstellen.

■ **Kernspintomografie oder Magnetresonanztomografie (MRI)**: Damit können die Weichteile (Bandscheiben, Muskeln, Bindegewebe, Nerven, Tumore) besonders gut dargestellt werden. Der Apparat liefert wie der Computertomograf Schnittbilder. Es sind aber keine Röntgenstrahlen nötig. Die verschiedenen Gewebe des Organismus reagieren unterschiedlich auf ein um den Körper angelegtes Magnetfeld. Ein Computer empfängt die zurückgesandten elektromagnetischen Wellen und wandelt die Daten in Bilder um.

MRI ist nach heutigem Wissensstand ungefährlich. Für Personen mit Herzschrittmacher ist sie aber nicht geeignet.

■ **Myelografie**: Man spritzt ein jodhaltiges Kontrastmittel in den Wirbelkanal ein. Dieses umspült die Nerven und macht sie so im Röntgenbild sichtbar. Ein Vorteil dieser Methode ist, dass der Rücken in allen Positionen und Neigungen untersucht werden kann. Die Myelografie ist aber unangenehm für den Patienten und kann starke Kopfschmerzen auslösen, die einige Tage anhalten.

Fragen Sie, ob und warum diese Methode nötig ist.

■ **Diskografie**: Das Kontrastmittel wird in den Bandscheibenraum gespritzt. Dadurch zeichnen sich deren Ränder im Röntgenbild ab.

Auch diese Methode ist für Patientinnen und Patienten belastend. Erkundigen Sie sich, ob es keine Alternative gibt.

■ **Elektromyografie (EMG)**: Beim EMG wird die Aktivität eines ruhenden Muskels gemessen. Eine feine Nadelelektrode wird in den entspannten Muskel eingestochen. Im Ruhezustand sind die Muskeln normalerweise elektrisch «still», bei krankhaften Veränderungen ist eine Spontanaktivität festzustellen. So lässt sich untersuchen, ob die Rückenschmerzen muskuläre oder nervliche Ursachen haben.

Diese Methode ist für Patienten ebenfalls etwas unangenehm.

Operation tatsächlich nötig. In den meisten Fällen genügt eine Behandlung mit Physiotherapie, Rückengymnastik, rückengerechtem Verhalten und Entspannung. In der akuten Phase sind auch Schmerzmittel sinnvoll (siehe Seite 78). Betroffene brauchen jedoch Geduld. Es dauert etwa sechs Wochen, bis sie wieder völlig fit sind.

Keine Garantie für ein beschwerdefreies Leben

Viele Patienten hoffen, dass eine Bandscheibenoperation ihre Rückenprobleme schlagartig löst. Doch etwa 20 Prozent bis ein Viertel der Betroffenen klagen nach der Operation weiterhin über Schmerzen, manchmal werden diese sogar schlimmer. Der Grund dafür kann sein, dass sich Narbengewebe bildet und auf die Nerven drückt. Dann kann eine Nachoperation nötig werden.

Weil die betroffenen Wirbel nach Entfernen der Bandscheibe versteifen, wird die Beweglichkeit der Nachbarwirbel stärker gefordert – in manchen Fällen überfordert. Die Operation beugt daher neuen Bandscheibenschäden nicht vor. Jeder zehnte Patient, der bereits einmal operiert wurde, erleidet eine weitere Bandscheibenvorwölbung oder einen weiteren Bandscheibenvorfall.

Künstliche Bandscheiben: Langzeiterfahrungen fehlen

Solche Rückfälle nach Bandscheibenoperationen sind der Grund, dass Ärzte seit einigen Jahren künstliche Bandscheiben anstelle der geschädigten einpflanzen. Die Theorie dahinter: Die Prothesen sollen die Beweglichkeit der Wirbelsäule erhalten und so verhindern, dass weitere Wirbelsäulensegmente überlastet und geschädigt werden.

Mit den künstlichen Bandscheiben haben die Ärzte aber noch keine Langzeiterfahrung. Deshalb ist derzeit nicht klar, ob der teure Protheseneinbau wirklich besser ist. Denn die Operation durch den Bauchraum, vorbei an wichtigen Organen, Nerven und Blutgefässen, ist riskant. Zudem klagen etliche Patienten, dass die Rückenschmerzen wenige Jahre nach der Operation wieder auftauchen. Es gibt mittlerweile Hinweise darauf, dass die operierten Wirbelsäulenabschnitte auch mit einer künstlichen Bandscheibe mit der Zeit so steif werden wie bei der Standardoperation.

Bandscheibenprothesen kommen nur für wenige Patienten überhaupt in Frage. Denn sie müssen unter 60 Jahre alt sein, starke Knochen haben und dürfen nicht bereits früher an der Bandscheibe operiert worden sein. Zudem dürfen sie auch keinen grossen Bandscheibenvorfall oder abgenützte Wirbelgelenke haben.

In diesen Fällen ist eine Operation angezeigt

Ob eine Bandscheibenoperation tatsächlich sinnvoll ist, lässt sich erst nach einer exakten Diagnose sagen. Es empfiehlt sich auch, die Meinung eines zweiten Arztes einzuholen. Bei folgenden Beschwerden wird ein chirurgischer Eingriff in Frage kommen:

- Tritt das Reithosen-Syndrom auf, bei dem die Mastdarm- und Blasenfunktion nicht mehr kontrolliert werden können, muss sofort operiert werden (siehe Kasten unten).
- Bei Lähmungen oder Sensibilitätsstörungen, die eindeutig mit einem Bandscheibenvorfall in Zusammenhang stehen, ist ein baldiger chirurgischer Eingriff sinnvoll.
- Unerträgliche Beschwerden, die chronisch zu werden drohen, machen eine Operation erforderlich.
- Halten starke Schmerzen über Wochen hinweg an und spricht keine therapeutische Massnahme an, so ist eine Operation ebenfalls sinnvoll.
- Eine Operation kann in Erwägung gezogen werden, wenn es immer wieder zu Bandscheibenvorfällen kommt und alle Vorbeugemassnahmen, auch psychotherapeutische Beratung, nicht helfen.

Die endoskopische Operation: Eine schonende Methode

Wenn der Fasermantel der Bandscheibe noch intakt ist und sich nur ein kleiner Teil der Bandscheibe vorwölbt, der entsprechend günstig liegt, kann eine Endoskopie (Nukleotomie) durchgeführt werden. Für diese schonende Form der Bandscheibenoperation genügt eine örtliche Betäubung.

Beim endoskopischen Eingriff führt der Arzt ein dünnes Röhrchen seitlich der Wirbelsäule in die Bandscheibe ein. Die Lage der Kanüle wird ständig am Röntgenbild überwacht. Das ausgetretene Gewebe des Gallertkerns wird nun auf verschiedene Arten entfernt:

- Mit kleinsten Zangen, die durch das Röhrchen eingeführt werden, wird der vorgewölbte oder vorgefallene Teil des Gallertkerns zerschnitten und entfernt. Das Verfahren sollte nicht bei Patienten mit einer Verengung des Wirbelkanals angewendet werden.
- Bei der Entfernung mit Laserstrahl wird das vorgefallene oder vorgewölbte Material verdampft.

■ Nach der Operation

Nach dem Eingriff kann der Patient meistens sofort wieder aufstehen. Gezielte Gymnastik und weitere Rehabilitationsmassnahmen sind entscheidend für den Erfolg der Operation. Dies hilft auch, weitere Bandscheibenvorfälle zu verhin-

---

STICHWORT

Reithosen-Syndrom

Das Reithosen-Syndrom wird ausgelöst, wenn eine Bandscheibe im untersten Bereich der Wirbelsäule so weit herausgedrückt wird, dass sie alle vorbeiziehenden Nerven abquetscht.

Die Symptome sind auffällig: An der Innenseite der Oberschenkel und um den After herum – also dort, wo die Reithosen ihre Lederverstärkung haben – wird die Haut taub. Betroffen sind aber nicht nur die Nerven, welche die Muskeln in dieser Region versorgen, sondern auch die Nerven für Blase, Mastdarm und Sexualfunktionen. Der Betroffene verliert die Kontrolle über die Entleerung der Blase und des Darms.

Wichtig: Bei Anzeichen eines Reithosen-Syndroms besteht ein Notfall. Der Bandscheibenvorfall muss innerhalb von zwölf Stunden operiert werden, andernfalls besteht die Gefahr, dass die Kontrolle über die Blase oder den Mastdarm für immer verloren ist.

dern (siehe Kasten Seite 107). Langes Stehen oder Sitzen und schweres Heben und Tragen sind künftig zu vermeiden. Sportarten wie Krafttraining, Fussball, Handball, Volleyball sollten nicht mehr betrieben werden.

Die offene Operation: Bei ausgeprägten Schäden

Die klassische Operationsmethode ist die offene Bandscheibenoperation, unterstützt durch das Mikroskop. Sie kommt bei stärker ausgeprägten Bandscheibenschäden zum Einsatz. Es handelt sich um einen grossen Eingriff; der Patient wird voll narkotisiert.

Im Bereich der Lendenwirbelsäule operiert der Chirurg vom Rücken her. Er öffnet mit einem kleinen Schnitt den betroffenen Wirbelsäulenabschnitt. Er schiebt die Muskulatur beiseite und entfernt einen Teil des Wirbelbogens, der das Rückenmark umgibt, um so ein Fenster zum Wirbelkanal zu erhalten. Dann schiebt er die Nervenwurzel und das Rückenmark beiseite und nimmt die losen und weichen Teile, selten auch die ganze Bandscheibe, heraus.

Im Bereich der Halswirbelsäule wird von vorn operiert. Nach dem Schnitt muss der Chirurg Luft-, Speiseröhre, Schilddrüse zur Mitte und Muskeln, Halsschlagader und Nervenstränge seitwärts verschieben, um zur Vorderseite der Wirbelsäule zu gelangen. Dann entfernt er die Bandscheibe.

Die Beweglichkeit im operierten Wirbelsäulensegment nimmt durch den Eingriff ab. Hat der Arzt die ganze Bandscheibe entfernt, wachsen die benachbarten Wirbelkörper zusammen, das Segment wird unbeweglich. Eine weitere Folge: Die Wirbelsäule sinkt um das fehlende Bandscheibenmaterial ein und verkürzt sich bis zu einem Zentimeter.

■ **Nach der Operation**

Etwa 24 Stunden strikte Bettruhe in Rückenlage sind einzuhalten, danach kann der Patient vorsichtig aufstehen, um den Kreislauf wieder auf Touren zu bringen. Nach ein paar Tagen ist Gehen und Stehen möglich. Sitzen belastet die Wirbelsäule immer noch zu stark. Die Entlassung aus dem Krankenhaus erfolgt acht bis zehn Tage nach der Operation.

Langes Stehen oder Sitzen, schweres Heben und Tragen und Sportarten wie Krafttraining, Fussball, Handball, Volleyball sind nach Bandscheibenoperationen zu vermeiden. Auch sollte im Bereich der Operationsnarbe auf Massagen verzichtet werden.

Wirbelsäulenversteifung: Nur als letzte Lösung

Diese Operation ist gewissermassen eine «Erweiterung» der offenen Bandscheibenoperation. Es werden hier meist nicht nur zwei, sondern mehrere Wirbel knöchern miteinander verbunden. Dieser Eingriff führt zu einer Versteifung der Wirbelsäule. Die Beweglichkeit ist damit dauerhaft eingeschränkt.

Der Eingriff darf nur durchgeführt werden, wenn es keine andere Möglichkeit mehr gibt, den

Schaden zu beheben und damit die starken chronischen Beschwerden zu lindern, die auf eine konservative Therapie nicht ansprechen.

In diesen Fällen ist eine Operation angezeigt
- Bei einem frischen Wirbelbruch,
- bei stark verbogener Wirbelsäule,
- wenn ein Tumor, ein alter Wirbelkörperbruch oder ein Gleitwirbel die Wirbelsäule sehr instabil macht,
- bei stark degenerativ veränderten Wirbelgelenken oder Wirbelkörpern.

Der Arzt muss die Ursachen der Schmerzen zweifelsfrei feststellen. Röntgenbilder und MRI (siehe Kasten Seite 102) genügen dafür nicht. Weitere Abklärungen nach einem standardisierten Verfahren müssen folgen. Das Resultat wird überprüft, indem man ein Kontrastmittel einspritzt. Es empfiehlt sich, die Meinung eines zweiten Arztes einzuholen.

Eingesetzte Knochensplitter machen Wirbel unbeweglich
Die Operation erfolgt unter Vollnarkose entweder vom Rücken oder vom Bauchraum her. Auch eine Kombination der beiden Vorgehensweisen ist möglich.

Wenn der Schaden im Bereich der Wirbelgelenke liegt, kann man vom Rücken her operieren. Der Chirurg raut die übereinander liegenden Querfortsätze und Wirbelgelenke auf und verbindet sie mit einem Knochensplitter. So wachsen sie nach einer gewissen Zeit zusammen. Da dies Monate dauert, werden die betroffenen Segmente in der Regel mit Schrauben oder Platten stabilisiert, der Patient muss sonst liegen oder ein Korsett tragen, bis die Knochenteile zusammengewachsen sind.

Wenn die Wirbelkörper versteift werden müssen, kann die Operation vom Rücken oder vom Bauchraum her erfolgen. Der Chirurg entfernt die Bandscheibe, raut die angrenzenden Wirbelkörper an und verbindet sie mit einem Knochenstück. Falls nötig, stabilisiert er die Wirbelsäule mit Metallplatten, -stäbchen oder -drähten. Später, wenn die Knochen zusammengewachsen sind, können sie entfernt werden.

■ **Nach der Operation**
Die Erholungsphase nach diesem grossen Eingriff ist länger als bei einer «einfachen» offenen Bandscheibenoperation. Wurde auf stützende Implantate verzichtet, kann wochenlanges Liegen oder Tragen eines Korsetts nötig sein.

Der betroffene Wirbelsäulenabschnitt bleibt unbeweglich. Inwieweit das den Alltag beeinflusst, hängt davon ab, wie viele Wirbel beteiligt sind und in welchem Bereich der Wirbelsäule die Versteifung stattgefunden hat.

Im Brustwirbelbereich, der auch beim gesunden Menschen wenig beweglich ist, macht dem Patienten die Verfestigung meist kaum zu schaffen, Bandscheibenschäden sind in diesem Bereich allerdings extrem selten. Bei Operationen im Lendenwirbelbereich, in

> **STICHWORT**
>
> ## Rehabilitation
>
> Nach jeder Art einer Bandscheibenoperation, besonders nach einer Versteifung der Wirbelsäule, ist eine Rehabilitation in einer Rehaklinik oder spezialisierten Abteilung eines Spitals sinnvoll.
>
> Patienten lernen hier krankengymnastische Übungen, welche die Bauch-, Rücken- und Gesässmuskulatur kräftigen, und sie werden zu einem rückenschonenden Bewegen angehalten. Auch Entspannungstechniken werden geübt, die es dem Patienten ermöglichen sollen, mit den alltäglichen Problemen besser fertig zu werden.
>
> Nach der Rehabilitation ist der Patient meist wieder arbeitsfähig, sollte sich aber noch einige Wochen schonen. Um neuen Bandscheibenschäden vorzubeugen, sollte man zu Hause die gelernten Übungen regelmässig durchführen und im Alltag auf rückenschonendes Bewegen achten.

dem Bandscheibenschäden am häufigsten sind, kann es jedoch zu massiven Beschwerden kommen, je nachdem, wie stark die Beweglichkeit der Hüfte beeinträchtigt ist. Tätigkeiten wie Tragen oder Bücken können zum Problem werden.

Auf jeden Fall sollten langes Stehen und Sitzen und schweres Heben oder Tragen, Sportarten wie Krafttraining, Fussball, Handball, Volleyball nach dieser Operation vermieden werden. Auf Massagen im Bereich der Operationsnarbe sollte verzichtet werden.

Verengten Wirbelkanal erweitern

Der Wirbelkanal kann mit zunehmendem Alter enger werden, weil sich eine Arthrose der Wirbelgelenke entwickelt oder sich am Wirbelkörper Knochenmaterial anlagert. Dieses kann auf das Rückenmark und die austretenden Nervenwurzeln drücken und so zu Gefühlsstörungen oder zu Schmerzen in den Beinen führen. Wenn die typischen Symptome auftreten, weist der Arzt die Verengung mit einer Myelografie nach (siehe Kasten Seite 102).

Die Operation ist sinnvoll, wenn die Schmerzen stark sind und tatsächlich von einem verengten Wirbelkanal ausgehen. Es empfiehlt sich, die Meinung eines zweiten Arztes einzuholen.

Meist wird am offenen Rücken operiert, im Bereich der Lendenwirbelsäule vom Rücken her und bei der Halswirbelsäule von vorn. Der Chirurg schafft sich wie bei der Bandscheibenoperation Zugang zum Spinalkanal. Bei der Halswirbelsäule muss er dazu oft eine Bandscheibe entfernen. Dann erweitert er den Spinalkanal, indem er das angelagerte Knochenmaterial abträgt.

Bereits am Tag nach der Operation dürfen die Patienten aufstehen und gehen.

10 Nützliche Adressen
Informationen und Beratung

Schulmedizin

Generalsekretariat der Verbindung der Schweizer Ärzte FMH
Elfenstrasse 18
Postfach 300, 3000 Bern 15
Tel. 031 359 11 11
www.fmh.ch

Schweizerische Gesellschaft für Orthopädie und Traumatologie (SGOT/SSOT)
Avenue des Planches 15
1820 Montreux
Tel.021 963 21 39
www.sgotssot.ch

Alternativmedizin

Schweizer Verband der anerkannten NaturheilpraktikerInnen SVANAH
Postfach 1360
8201 Schaffhausen
Tel. 052 625 08 88
www.svanah.ch

Schweizerische Ärztegesellschaft für Akupunktur, Chinesische Medizin und Aurikulomedizin SACAM
Postfach 2003
8021 Zürich
Tel. 0844 200 200
www.sacam.ch

Schweizerischer Verband für Natürliches Heilen SVNH
Postfach 386
3000 Bern 14
Tel. 031 302 44 40
www.svnh.ch

Vereinigung anthroposophisch orientierter Ärzte der Schweiz VAOAS
Pfeffingerweg 1
4144 Arlesheim
Tel. 061 705 75 11
www.vaoas.ch

Naturärzte-Vereinigung der Schweiz NVS
Schützenstrasse 42
9100 Herisau
Tel. 071 352 58 80
www.naturaerzte.ch

Von den Krankenkassen anerkannte Therapeuten
Die meisten Krankenkassen verlangen, dass die Therapeuten im Erfahrungsmedizinischen Register (EMR) registriert sind. Das Verzeichnis ist im Internet abrufbar.
www.emindex.ch
Tel. 0842 30 40 50

Physiotherapie und manuelle Therapien

Schweizerische Ärztegesellschaft für Manuelle Medizin SAMM
Röschstrasse 18
9006 St. Gallen
Tel. 071 246 51 81
www.samm.ch

Schweizerische Chiropraktoren-Gesellschaft
Sulgenauweg 38
3007 Bern
Tel. 031 371 03 01
www.chirosuisse.ch

**Schweizer Physiotherapie-
Verband Physioswiss**
Centralstrasse 8b
6210 Sursee
Tel. 041 926 69 69
www.physioswiss.ch

**Schweizerischer Verband
Orthopädischer Manipulativer
Physiotherapie SVOMP**
www.svomp.ch

**Cranio Suisse,
Schweizerische Gesellschaft
für Cranio-Sacral-Therapie**
Hochfarbstrasse 2
8006 Zürich
Tel. 043 268 22 30
www.craniosuisse.ch

Zilgrei-Methode
www.zilgrei.com

Trager-Verband Schweiz TVS
www.trager.ch

**Interessengemeinschaft
für Myofasziale
Triggerpunkttherapie IMTT**
Baumschulstrasse 13
8542 Wiesendangen
Tel. 052 242 60 74
www.imtt.ch

Rolfing-Verband Schweiz
Sonnhaldenstrasse 59
8107 Buchs
Tel. 044 844 22 74
Di und Do, 8–10 Uhr
www.rolfing.ch

**Shiatsu-Gesellschaft
Schweiz SGS**
Postfach 350
5430 Wettingen
Tel. 056 427 15 73
www.shiatsuverband.ch

**Verband der medizinischen
Masseure der Schweiz VDMS**
Schachenallee 29
5000 Aarau
Tel. 062 823 02 70
www.vdms.ch

**Zentralverband der Masseure
und Naturmedizinischen
Therapeuten Schweiz**
Bennwilerstrasse 4
4434 Hölstein
Tel. 061 953 93 50
www.zvmn.ch

Entspannung und Bewegung

**Schweizerische Gesellschaft für
Autogenes Training SAT**
Postfach 408
3000 Bern 25
Tel. 031 331 70 28
www.sat-verband.ch

Schweizer Yogaverband
Geschäftsstelle
Seilerstrasse 24
3011 Bern
Tel. 031 382 18 10
www.swissyoga.ch

**Schweizerische Gesellschaft für
Qigong und Taijiquan SGQT**
www.sgqt.ch

**Schweizer Berufsverband für
Atemtherapie und
Atempädagogik Middendorf
SBAM**
Postfach 6432
3001 Bern
Tel. 031 380 54 53
www.sbam.ch

**Integrale Atem- und
Bewegungsschulung IAB**
www.atem-online.ch

**Schweizerischer Berufsverband
für Eutonie SBEGA**
www.eutonie.ch

**Schweizerischer
Feldenkrais-Verband SFV**
www.feldenkrais.ch

Integrative Körperarbeit
www.koerper-arbeit.ch

**Schweizerischer Verband der
Lehrerinnen und Lehrer der
Alexander-Technik SVLAT**
www.alexandertechnik.ch

**Berufsverband Biodynamik
Schweiz**
www.biodynamik.ch

Ernährung/Abnehmen

**Schweizerische Gesellschaft
für Ernährung SGE**
Schwarztorstrasse 87
Postfach 8333
3001 Bern
Tel. 031 385 00 00
www.sge-ssn.ch

**Schweizerischer Verband
diplomierter
ErnährungsberaterInnen SVDE**
Postfach 686
3000 Bern 8
Tel. 031 313 88 70
www.svde.ch

Orthopädische Kliniken und Rehabilitation

**Universitätsklinik für
Orthopädische Chirurgie**
Inselspital
3010 Bern
Tel. 031 632 36 00
www.orthopaedie.insel.ch

Schulthess Klinik
Wirbelsäulen-Chirurgie
Lengghalde 2
8008 Zürich
Tel. 044 385 71 71
www.schulthess-klinik.ch

Schweizer Paraplegiker-Zentrum
6207 Nottwil
Tel. 041 939 54 54
www.paraplegiker-zentrum.ch

Rehazentrum Leukerbad
3954 Leukerbad
Tel. 027 472 51
www.rzl.ch

**Rheuma- und
Rehaklinik Zurzach**
Quellenstrasse
5330 Zurzach
Tel. 056 269 51 51
www.rehaclinic.ch

Multimodale Schmerztherapie

Schmerzambulatorium
Universitätsspital Zürich
Rämistrasse 100
8091 Zürich
Tel. 044 255 40 85
www.anaesthesie.usz.ch

Schmerzambulatorium
Spital Bülach
Spitalstrasse 24
8180 Bülach
Tel. 044 863 22 11
www.spitalbuelach.ch

Psychosomatisches Ambulatorium
Klinik SGM Langenthal
Weissensteinstrasse 30
4900 Langenthal
Tel. 062 919 22 11
www.klinik-sgm.ch

Schmerz-Zentrum Zofingen
Hintere Hauptgasse 9
4800 Zofingen
Tel. 062 752 60 60
www.schmerzzentrum.ch

Schmerzklinik Zürich
Wallisellenstrasse 301a
8050 Zürich
Tel. 044 377 70 20
www.schmerzklinik.med.pro

Schmerzzentrum Kantonsspital St.Gallen
Rorschacherstrasse 95
9007 St.Gallen
Tel. 071 494 31 01
www.schmerzzentrum.kssg.ch

Arbeitsmedizin, Ergonomie am Arbeitsplatz

Staatssekretariat für Wirtschaft SECO
Holzikofenweg 36
3003 Bern
Tel. 031 322 56 56
www.seco.admin.ch

Suva – Schweizerische Unfallversicherung
Fluhmattstrasse 1
6002 Luzern
Tel. 0848 820 820
www.suva.ch

Suissepro
Dachverband der Fachgesellschaften für Sicherheit und Gesundheitsschutz am Arbeitsplatz
www.suissepro.org

Medikamente und Heilmittel

Schweiz. Medikamenten-Informationsstelle SMI
Postfach 124
4007 Basel
Tel. 0900 573 554
Mo–Fr, 8–12 Uhr
(Fr. 1.49/Minute)
Die unabhängige Informationsstelle beantwortet Fragen im Zusammenhang mit Medikamenten.
www.medi-info.ch

Beratung für Patienten

Patientenstellen:
Hotline für Nichtmitglieder
Tel. 0900 104 123
(Fr. 2.20/Min.)
www.patientenstelle.ch

**Patientenstelle
Aargau/Solothurn**
Tel. 062 823 11 66

Patientenstelle Basel
Tel. 061 261 42 41

Patientenstelle Ostschweiz
052 721 52 92

Patientenstelle Westschweiz
Tel. 026 422 27 25

Patientenstelle Zentralschweiz
Tel. 041 410 10 14

Patientenstelle Zürich
Tel. 044 361 92 56

SPO Patientenschutz
Häringstrasse 20
8001 Zürich
Tel. 044 252 54 22
www.spo.ch
Hotline für Nichtmitglieder:
Tel. 0900 56 70 47
(Fr. 2.90/Minute)
Montag bis Freitag 9–16 Uhr

Beratungsstelle Bern
Eigerplatz 12
3007 Bern
Tel. 031 372 13 11

Beratungsstelle St. Gallen
Rosenbergstr. 72
9000 St. Gallen
Tel. 071 278 42 40

Beratungsstelle Olten
Fährweg 8
4600 Olten
Tel. 062 212 55 89

Beratungsstelle Lausanne
Chemin de Mont-Paisible 18
1011 Lausanne
Tel. 021 314 73 88

Beratungsstelle Zürich
Häringstrasse 20
8001 Zürich
Tel. 044 252 54 22

Austausch mit Betroffenen

Selbsthilfe Schweiz
Laufenstrasse 12
4053 Basel
Tel. 061 333 86 01
www.selbsthilfeschweiz.ch
Auskunft über Selbsthilfegruppen: Tel. 0848 810 814

Nützliche Adressen im Internet

www.stressnostress.ch
Internetplattform zum Thema Stressprävention am Arbeitsplatz. Ein Selbsttest zeigt, wie stark Sie gestresst sind. Checklisten und Tipps helfen, krankmachenden, arbeitsbedingten Stress zu vermindern.

www.osteoswiss.ch
Das Schweizer Osteoporose-Portal. Hier gibt es umfassende Informationen, Medienhinweise, Selbsttests und Prophylaxe-Tipps.

www.pain.ch
Seite der Schweizerischen Gesellschaft zum Studium des Schmerzes. Mit Informationen über den Schmerz, seine Ursachen und Behandlungsmöglichkeiten sowie einer Liste der Schweizer Schmerzkliniken und Schmerzpraxen.

www.skoliose-selbsthilfe.ch
Homepage des Vereins Skoliose-Selbsthilfe Schweiz mit umfangreichen Infos zur Skoliose und deren Behandlung.

www.bechterew.ch
Homepage der Schweizerischen Vereinigung Morbus Bechterew. Hier finden Betroffene Infos zur Krankheit und zur Behandlung.

www.rheumaliga.ch
Die Homepage der Rheumaliga Schweiz mit ausführlichen Infos zu diversen rheumatischen Erkrankungen. Ausserdem: Kursangebot, Bestellung von Merkblättern und Broschüren, Adressen von Selbsthilfegruppen.

www.forum-schmerz.de
Das Forum informiert Patienten über Ursachen, Diagnose, Selbsthilfe und Therapiemöglichkeiten bei schmerzhaften Erkrankungen wie Rückenschmerzen, Kopfschmerzen, Osteoporose und Nervenschmerzen.

www.gesundheit.ch
Schweizer Webportal für Gesundheit und Fitness. Mit Online-Gesundheitstest, News, Tipps, Adressen und Links zu interessanten Webseiten.

www.active-online.ch
Ein persönliches Motivationsprogramm für mehr Bewegung im Alltag, für mehr Sport oder Krafttraining.

Weitere Internetseiten, die zu mehr Bewegung motivieren sollen:
www.tourenguide.ch
www.wandersite.ch
www.nordicwalker.ch
www.lauftipps.ch
www.schweizmobil.ch

Stichwortverzeichnis

A

Abnehmen	22
Acetylsalicylsäure ASS	79
Aerobic	53
Akupressur	74
Akupunktur	76
Alarmsignale	73, 101
Alexandertechnik	58
Alternative Sitzmöbel	42
Alternativmedizin	75
Alterungsprozess	12 f., 18 ff.
Arbeitsplatz	38 ff.
Arthritis	21
Arthrose	18 f.
Arztbesuch	73, 77, 86, 100 f.
Atemtherapie	66
Atlaslogie	97
Autogenes Training	65

B

Bäder	71
Ballspiele	58
Bandscheiben	8, 12, 16 f., 101 f.
—, Operation	102 ff.
—, Vorfall	16 f., 101 f.
Bauchmuskulatur	9 f., 15 f., 35
Bechterewsche Krankheit	21
Beruhigungsmittel	81
Betten	27 f.
Bettruhe	72
Bewegungsmangel	14
Biofeedback	67
Biokinematik	97
Brustmuskulatur	33
Brustwirbelsäule	6 ff., 33 f.
Bürostuhl	41 f.

C

Chinesische Medizin	75
Chiropraktik	85
Chronische Schmerzen	76 ff.
Computerarbeitsplatz	42 f.
Computertomografie CT	102
Cranio-Sacral-Therapie	96

D

Dauerbelastung	14
Dauerlauf	51
Dehnübungen	31 ff., 45 f.
Diagnose	84, 100 ff.
Diagnosemethoden	102
Diclofenac	79
Diskografie	102
Diskushernie → Bandscheibenvorfall	
Dornfortsatz	7
Dynamisches Sitzen	42

E

Elektromyografie EMG	102
Endoskopie	104
Energieblockaden	75
Entspannung	36, 64 ff.
Entspannungsmethoden	65 ff.
Ernährung	19, 21 f.
Erste Hilfe	23
Eutonie	59

F

Fango	73
Fehlbelastungen	15 f.
Fehlhaltungen	14
Feldenkrais	59
Fitnesscenter	54
Fitnessgeräte	56
Flachrücken	25
Funktionelle Entspannung nach Fuchs	68

G

Gallertkern	8, 12, 16 f., 104
Gartenarbeit	29
Gefühlsstörungen	7, 101
Gelenkblockaden	84
Gelenkentzündung	21
Gelenkfortsatz	7
Gesässmuskulatur	10, 32, 34
Geschlechtshormone	20, 23
Gesundheitscheck	48
Golf	56
Gymnastik	53

H

Halsmuskulatur	32, 36
Halswirbelsäule	6 ff., 23, 33
Hausarbeit	29 ff.
Hausmittel	70 ff.
Heben	29, 40
Hexenschuss	17 f.
Hohlrundrücken	25
Hüftbeuger	10, 32, 34

I/J

Ibuprofen	79
Inlineskating	55
Instabilität	20
Ischias	17 f.
Ischiasnerv	7, 17
Jogging	51
Jugendliche	11 f.

K

Kälte	71
Kampfsport	60
Kalzium	19 f.
Kernspintomografie	102
Kleinkinder	10
Kneippgüsse	73
Knochendichte	12, 19 f.
Knochenwucherungen	20
Kombitherapie	82
Konservative Therapie	101
Konzentrative Bewegungstherapie	69
Körperhaltung	24 ff.
Kortison	9, 81
Kräftigungsübungen	34 ff.
Krafttraining	55
Krankengymnastik	75, 77
Kreuzbein	6

L

Lagerung	70
Lähmung	23
Lähmungserscheinungen	17, 73, 101 f.
Laufsport	51
Leistungsdruck	62 ff.

Lendenwirbelsäule	6 ff., 34
Liegeposition	27 ff.
Liegesessel	27
Lockerungsübungen	45
Lumbago	17

M

Magnetresonanztomografie (MRI)	102
Mannschaftsspiele	58
Manuelle Therapien	84 ff.
Massage	87 ff.
Matratze	28 f.
Medikamente	78 ff.
Meditation	65
Mefenaminsäure	79
Mobilisieren	33 ff., 85
Moorpackung	73
Multimodale Schmerztherapie	82
Muskelentspannung nach Jacobson	68
Muskelkater	55
Muskeln, schwache	30
Muskelverhärtungen	15 f.
Muskuläre Dysbalance	9, 30
Myelografie	102

N

Naproxen	79
Nervenquetschung	101
Nordic Walking	50

O

Operation	100 ff.
Opiate	80
Osteopathie	85
Osteoporose	13, 19 f.

P

Paracetamol	79
Physiotherapie	74 f., 83
Pilates	54
Polyarthritis	21
Psyche	14, 16, 62 ff.
Psychopharmaka	81
Pubertät	12

Q

Qi (Chi)	75 f.
Qi Gong	61
Querfortsatz	7

R

Radfahren	51
Rauchstopp	74
Rehabilitation	107
Reiten	57
Reithosen-Syndrom	104
Reizstrombehandlung (TENS)	76
Rheuma	21
Rheumamedikamente	70
Rolfing	97
Röntgen	102
Rückengymnastik	31 ff., 43 ff., 75
Rückenmark	7 f.
Rückenmuskulatur	9 f., 15 f., 32 ff.
Rückenoperation	100 ff.
Rückenschmerzen	70 ff., 100 f.
Rückenverletzung	22 f.
Rudern	57
Rundrücken	15, 25

S

Salben	73
Scheuermann	15
Schlafposition	28
Schleudertrauma	23
Schlittschuhlaufen	55
Schmerzen	70 ff.
Schmerzmittel	78 ff.
Schmerztagebuch	64, 77
Schonhaltung	15
Schulkinder	11
Schultermuskulatur	32, 35
Schwangerschaft	23
Schwimmen	53
Seelische Anspannung	36, 62 ff.
Segeln	57
Shiatsu	89 f.
Sitzball	42 f.
Sitzende Tätigkeit	41 ff.

Sitzhaltung	14, 26 ff., 41 ff.
Sitzkeil	26, 43
Ski alpin	57
Skilanglauf	51
Skoliose	6, 15
Spinalnerv	7 f., 17, 107
Sport	12, 16, 48 ff.
Spritzen	80
Stehen	24, 40
Steissbein	6
Stress	14, 16, 36, 62 ff.
Stuhl	27

T

Tai Chi Chuan (Taijiquan)	60
Tanzen	53
Tennis	58
Therapeuten	88
Therapien	75 ff., 84 ff.
Traditionelle chinesische Medizin TCM	75
Tragen, rückenfreudlich	29, 40
Trager	89
Transkutane elektrische Nerven-Stimulation TENS	76
Triggerpunktbehandlung	86 f.
Tumor	14

U

Übergewicht	14, 22
Untersuchung	100, 102

V

Velofahren	51
Verhaltenstherapie	76
Verschleisserscheinungen	12 f., 18 ff.
Verspannungen	15 f.
Vitamine	19, 21

W

Walking	50
Wandern	49
Wärmepackungen	72
Wassergymnastik	53
Wechseljahre	20, 23
Wickel	72

Windsurfen	56
Wirbel	6 f.
—, versteifen	105 f.
Wirbelbogen	7
Wirbelgleiten	15
Wirbelkanal (Spinalkanal)	7 f., 21
—, erweitern	107
Wirbelkörper	7
—, Bruch	20
Wirbelsäule	6 ff., 24 ff.
—, Fehlformen	15
—, Instabilität	20

Y/Z

Yoga	58
Zilgrei	74
Zweitmeinung	100, 106